ついさっきのことをよく忘れる
最近、直近のことが思い出せない
そんな心当たりがある方に、
「ついさっき」を思い出す
新しい脳トレをお届けします。

［監修］
東北大学教授
川島隆太
（かわしまりゅうた）

1959年、千葉県生まれ。1985年、東北大学医学部卒業。同大学院医学研究科修了。医学博士。スウェーデン王国カロリンスカ研究所客員研究員、東北大学助手、同専任講師を経て、現在は東北大学教授として高次脳機能の解明研究を行う。脳のどの部分にどのような機能があるのかという「ブレイン・イメージング」研究の日本における第一人者。

脳の認知機能が低下するとまっ先に衰えるのが、「短期記憶力」。

今、見聞きしたことを一時的に覚えて保持しておく、

「脳の海馬（かいば）」という部位が担う短期記憶力が低下すると、

仕事・作業・家事がスムーズにできなくなり、

論理的思考が苦手になって言動があやしくなり、

「もの忘れ」や「うっかりミス」が頻発します。

本を読んでも内容が覚えられない、買い物でおつりの計算ができなくなる、

料理や家事の段取りが悪くなる、自分の話している内容を途中で見失う、

何度も同じ話をしてしまう、ようになってくるのです。

最近、ニュースでよく取り沙汰される高速道路の逆走や

車の急発進事故にも、短期記憶力の衰えが深くかかわっています。

そのため、75歳以上の運転免許更新時の認知機能検査や、

医療機関で行う認知症検査でも、**短期記憶を問うテストが多く出題されるのです。**

短期記憶力を強化するには、

日ごろから短期記憶力をよく使って鍛えるほかありません。

脳は筋肉と同じで、何歳になっても鍛えた分だけ強化することができます。

ぜひみなさんも本気になって本書の「記憶力ドリル」に挑戦してみてください。

どれも楽しく取り組める簡単な脳トレ問題ばかりです。

実際に試せば多くの人が実感できると思いますが、

「あいまいな記憶」は「確かな記憶」へと変わり、

もの忘れやうっかりミスも起こりにくくなり、かつてのように、

毎日の生活をテキパキと段取りよく送れるようになってくるはずです。

東北大学教授　川島隆太

ついさっきの出来事を
記憶に留めて思い出す

全く新しいタイプの脳トレ
「記憶力ドリル」

とにかく重要な「短期記憶」

「ついさっき目の前の人の名前を聞いたのに、思い出せない」

「あれ、寝室にきたけど、私は何をしにきたのだっけ？」

など、**直近・最近まで覚えていたはずのことが記憶から消えて思い出せない**……そんな経験はないでしょうか？

私たちの記憶は、「**短期記憶**」と「**長期記憶**」の２種類に大別されます。

短期記憶とは、スーパーへ買い物に出かけるとき夕飯の材料を覚えておく、地図を見て経路を記憶し目的地に向かうなど、**新しい情報を一時的に脳に留めておく記憶**のことをいいます。長時間、保存する記憶ではないので、時間が少したつと忘れてしまいます。

一方、**長期記憶**とは、泳ぎ方や自転車の乗り方、言葉の意味、好きな音楽など、過去に何度もくり返して覚えたことや自分にとって印象深かった経験や思い出を**長期継続的に留めておく記憶**のことを指します。長期記憶の情報は、数年、数十年と覚えておくことができます。

「昔のことはよく覚えているのに、最近の記憶はなぜかあいまい……」中高年になるとこうした声がよく聞かれるのは、長期記憶に比べて、短期記憶は印象に残りにくいからです。

短期記憶力の衰えは、年を取れば誰にでも起こるものですが、軽視も放置も禁物です。なぜなら、ついさっきのことをよく忘れてしまうようになると、例えば、鍋をコンロの火にかけたまま別のことをして火を消し忘れる、運転中に安全確認を忘れて事故を起こすなど、**一歩間違えると大惨事になるようなもの忘れやうっかりミスを引き起こす心配があるからです。**

さらに、認知症の約７割を占める**アルツハイマー型認知症**の初期、あるいはその前段階とされる**軽度認知障害（MCI）**でも、短期記憶が障害されることが知られています。国内における認知症医療の第一人者で、認知症診断ツール「長谷川式スケール」の開発者として知られる故・長谷川和夫先生は、ご自身が認知症になったとき、その症状について「**自分の中の『確かさ』が揺らぐ**」と表現されました。

短期記憶の障害が進むと、**自分が直近で体験した記憶が不確かであいまいなものに感じられて不安を覚える**ため、何度も同じ話をしたり、同じ質問をしたりするようになってきます。そして、さらに進行すると、**時間や場所の記憶や感覚もあやふやになり、置き忘れやしまい忘れ**が増えたり、日付を間違えたり、道に迷ったり、あるいは、同じ物を何度も買ったり、買い物中

短期記憶力の衰えチェックリスト

☐ あれ? なんだっけ? がログセ

☐ 最近のニュースの記憶があいまい

☐ 薬を飲んだか思い出せないことがある

☐ カギを閉めたか不安になる

☐ 頼まれごとや約束を忘れがち

☐ リモコンや携帯電話を探してしまう

☐ バッグの中が散らかっている

☐ 料理中にまごつくようになった

☐ 駐輪場や駐車場で
どこに停めたか思い出せない

☐ スーパーで買う物をよく忘れる

チェックの数が多い人ほど要注意!

にレジでまごついたり、鍋を焦がすなど家事の失敗が増えたりと、日常生活でさまざまな困りごとが生じてくるわけです。

こうした事態を防ぐためには、早いうちから、私たちが日常生活を送るうえで欠かせない記憶力、中でも**短期記憶力を強化する**ことが極めて**重要**なのです。

短期記憶を担う脳の「海馬」

短期記憶は、記憶を仕分ける脳の「海馬」と呼ばれる部位で一時的に保管されます。海馬は両耳の奥深くに位置し、左右に1つずつあります。小指ほどの大きさで、形が海中生物のタツノオトシゴ(=海馬)に似ていることからこの名前がつきました。

海馬の役割はいくつかありますが、特に大切なのは、**今見聞きした内容や出来事を一時的に保管し、脳の司令塔である「前頭前野」と連携**しながら情報を整理して、記憶の貯蔵庫である「大脳皮質」に送って保存することです。海馬は新しい情報が入ってきてもすべてを大脳皮質に送るわけではなく、その情報を重要性に応じて選別しています。重要性が高い情報は、「覚えておくべき情報」として大脳皮質へ送られ、長期記憶として保存されます。重要性が低い情報は、すぐに消え去ります。

記憶という働きには、**脳が情報をとらえ（記銘）、保ち（保持）、思い出す（想起）という手**順が欠かせませんが、この３ステップを主に担っているのが、まさに海馬と前頭前野、そして大脳皮質です。つまり、海馬や前頭前野の働きが衰えてくると、こうした一連の記憶のメカニズムに障害が生じ、私たちが日常生活を営むのが徐々に困難になってきてしまうのです。

海馬は何歳からでも強化できる

しかし、「もう年だから」などとあきらめてはいけません。海馬の素晴らしいところは、「**何歳からでも強化できる**」という点にあります。かつて、成人の脳では、神経細胞は新たに生成されないと信じられてきました。しかし、海馬にかぎっては、**成人してからも新しい神経細胞（新生ニューロン）が生まれ、古い神経細胞と置き換わっている**ことがわかってきたのです。海馬を強化して新しい神経細胞を増やすことができれば、**衰えていた短期記憶力が再び強化され、もの忘れやうっかりミスを減らす**ことも決して不可能ではないわけです。

また、脳の司令塔として記憶のメカニズムで**重要な役割を果たす前頭前野**も、加齢とともに少しずつ衰えるものですが、こちらも簡単な学習問題や脳トレ問題で強化できることが確かめられています（くわしくは5ページ参照）。

短期記憶力を強化することを目的としたドリル

本書に収載された１ヵ月31日分の「記憶力ドリル」では、短期記憶力の強化を主目的とした脳トレ問題を厳選しました。そして、11日もしくは10日ごとにその成果を試す「短期記憶力チェックテスト」を設け、短期記憶力の腕試しができるようになっています。

記憶力ドリルを毎日少しずつ継続して行うことで、自分の脳がだんだんと活気づき、**短期記憶力が強化される「確かな感覚」**を得ながら、楽しく脳トレに励んでほしいと思います。そうして、もの忘れやうっかりミスとは無縁の若々しい脳をめざしていくことが、これからの人生を明るく楽しく幸せなものにすることにつながると考えられます。

脳は筋肉と同じ。何歳になっても、鍛えた分だけ強くなります。

そのことをぜひご自身で体現なさってください。私も応援しています。

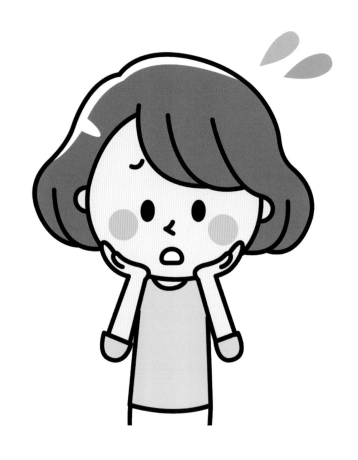

認知機能をつかさどる「前頭前野」の血流が増え認知症予防に役立つと試験で確認されました

認知機能の低下は脳の前頭前野の衰えが原因

人間の脳の約80％は「大脳」が占めています。大脳は脳の中でも、最も幅広い機能を担っています。

大脳は大きく４つに分かれており、頭の前方にあるのが「前頭葉」と呼ばれている部分です。前頭葉は運動を支配する「運動野」と、認知機能をつかさどる「前頭前野」の２つに分かれています。この前頭前野こそが、人間としての最も高度な機能を持つ領域と考えられているのです。

前頭前野が担う認知機能とは、思考や判断、記憶、意欲、計算、想像など、脳の高度な活動のこと。ものを考えたり、人と会話したりするといったように、私たちが人間らしく生活できるのは、前頭前野のおかげだといっても過言ではありません。

●トポグラフィ画像（脳血流測定）

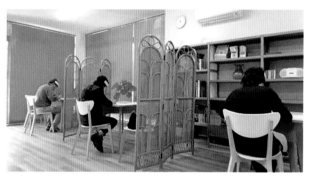

安静時	ドリル実践中
ドリルを実践する前の前頭前野の血流	赤い部分は脳の血流を表している。ドリルの試験中に血流が向上した

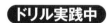

NIRSを使用した本書ドリルの試験のようす

いわば「脳の司令塔」である前頭前野は、20歳以降になると働きがどんどん低下していきます。記憶力や理解力、考える力などが少しずつ衰えていくのです。中高年以降になると、もの忘れやうっかりミスが増え、みなさんの中には自己嫌悪に陥る方がいるかもしれません。

感情面では、ほんの些細なことでイライラしたり、不安を感じやすくなったりするようになります。若いころなら我慢できたはずの出来事でも、もどかしさや怒りといった負の感情を抑えることができず、暴言を放つなどして、人間関係でのトラブルを起こすこともあるのです。

計算や文字の問題の実践が認知症の予防につながる

脳の前頭前野は、加齢とともに衰えていきます。しかし、最近の研究によって、計算や文字を使ったドリルを解くことで、前頭前野が活性化することが明らかになってきました。

前頭前野の働きが活発になれば、記憶などの

●ドリル種類別の脳活動

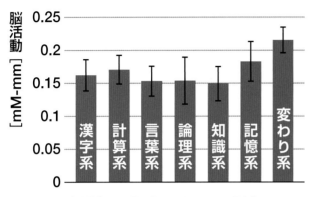

出典：系統別の有意差「脳血流量を活用した脳トレドリルの評価」より

●試験で用いられた計算系ドリル

❶ ななたすいちひくよんひくにたすさん＝ □

❷ ろくひくさんたすごひくいちたすに＝ □

❸ いちたすにたすななひくろくたすよん＝ □

▲ひらがな計算

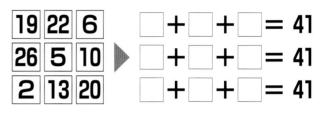

▲当てはめ計算式

認知機能は改善していきます。もの忘れやうっかりミスが減るだけでなく、感情面も安定するようになるのです。

さらに、認知症を予防する働きも期待できます。日本人の認知症では、脳の神経が変性して脳の一部が萎縮（いしゅく）していく「アルツハイマー型認知症」が最も多く、半数以上を占めています。次に多いのは、脳梗塞（こうそく）や脳出血などによって起こる「脳血管性認知症」です。

65歳以上の6人に1人が認知症になっているといわれていますが、根本的な治療法は確立されていません。しかし、ドリルの実践で前頭前野を活性化すれば、認知症予防に役立つことも確かめられています。

すべてのドリルで
脳の働きが活性化した

論より証拠ということで、ドリルの実践によって脳の前頭前野が本当に活性化するのか、試験を行ってみました。前頭前野の活性の判定は、「NIRS（ニルス）」（近赤外分光分析法）という方法で調べることができます。

NIRSとは、太陽光に含まれる光を使って、前頭前野の血流を測定できる、安全かつ精密な機器のことです。前頭前野の血流が増えていれば、脳が活性化していることを意味します。逆に血流に変化がなかったり、落ちたりしていれば、脳が活性化していないことになります。

NIRSを使った試験は、2020年12月、新型コロナウイルスの感染対策を施したうえで実施しました。参加者は60〜70代の男女40人。全員、脳の状態は健康で、脳出血や脳梗塞といった脳の病気にかかった経験もありません。

試験に使ったのは「漢字」「計算」「言葉」「論理」「知識」「記憶」「変わり系」の7系統、計33種類のドリルです。ドリルは楽しく解けるものばかりで、例えば、9つの数字を3つずつ使って同じ答えになる計算式を3つ作る問題や、ひらがなで書かれた計算式を解くなど、年齢を問わず誰もがゲーム感覚で取り組める問題です。

33種類の脳ドリルを40人全員で分担し、1人当たり15種類の問題を解いてもらいました。その結果、すべての脳ドリルで、安静時と比較して、前頭前野の血流が促進したことが判明。そのうち27種類のドリルは、血流を顕著（けんちょ）に増加させました。脳ドリルが前頭前野の血流を増やし、活性化させることが実証されたのです。

記憶力ドリルを毎日、1ヵ月にわたって取り組めば、前ジで述べたように、海馬の強化に加えて前頭前野の活性化も期待できます。もの忘れやうっかりミスも減り、認知症や軽度認知障害（MCI）の予防にもうってつけです。ぜひ、挑戦してみてください。

記憶力ドリルの効果を高めるポイント

ポイント ① 毎日続けることが大切

「継続は力なり」という言葉がありますが、ドリルは毎日実践することで、脳が活性化していきます。2～3日に1度など、たまにやる程度では効果は現れません。また、続けていても途中でやめると、せっかく元気になった脳がもとに戻ってしまいます。毎日の日課として習慣化することが、脳を元気にするコツだと心得てください。

ポイント ② 1日2ページ、朝食後の午前中に

1日のうちで脳が最もよく働くのが午前中です。できるかぎり、午前中に取り組みましょう。本書は1日につき、表・裏の2ジを取り組めばOK。短い時間で集中して全力を出し切ることで、脳の機能は向上していきます。また、空腹の状態では、脳がエネルギー不足になるので、朝食をしっかりとってから行うことをおすすめします。

ポイント ③ できるかぎり静かな環境で

静かな環境で取り組むことがポイントです。集中しやすく、脳の働きもよくなります。テレビを見ながらや、ラジオや音楽を聴きながらやっても、集中できずに脳を鍛えられないことがわかっています。周囲が騒がしくて気が散る場合は、耳栓を使うといいでしょう。

ポイント ④ メモを取らずに答えよう

記憶力ドリルでは、原則としてペンや鉛筆でメモを取らずに、見るだけで頭の中で考えて答えを導き出すことが重要です。こうすることで短期記憶力はみるみる活性化されます。脳は使えば使うほど成長するので、ぜひ、自分の限界に挑戦してみましょう。

ポイント ⑤ 自己採点して効果を確認

頭の中で導き出した答えを紙に書くのはOK。答え合わせをして、日々短期記憶力が強化されていることをみずから実感することが効果を高める秘訣です。11日目と21日目、31日目に短期記憶力チェックがあるので、効果を実感しながら強化していきましょう。

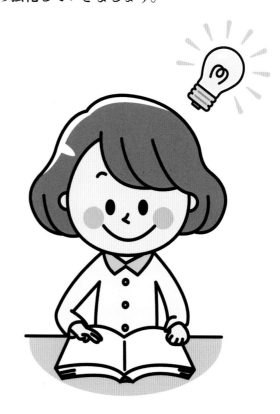

目次

記憶力ドリル&短期記憶力チェックテスト

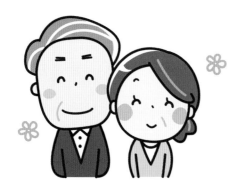

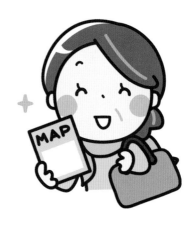

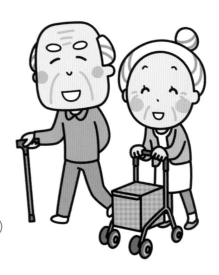

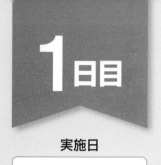

1日目 写真記憶クイズ①

下の写真を１分よく見て、できるだけ多くの情報を記憶してください。記憶し終わったら、次の㌻の問題に進み、各問の正しい情報に○をつけましょう。

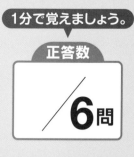

1分で覚えましょう。

正答数

／6問

ポイント！ どこに何があるか、何がいくつあるかなどを、具体的な言葉にして覚えるのがコツです。

●下の写真を１分で覚えたら、次の㌻の問題に答えてください。

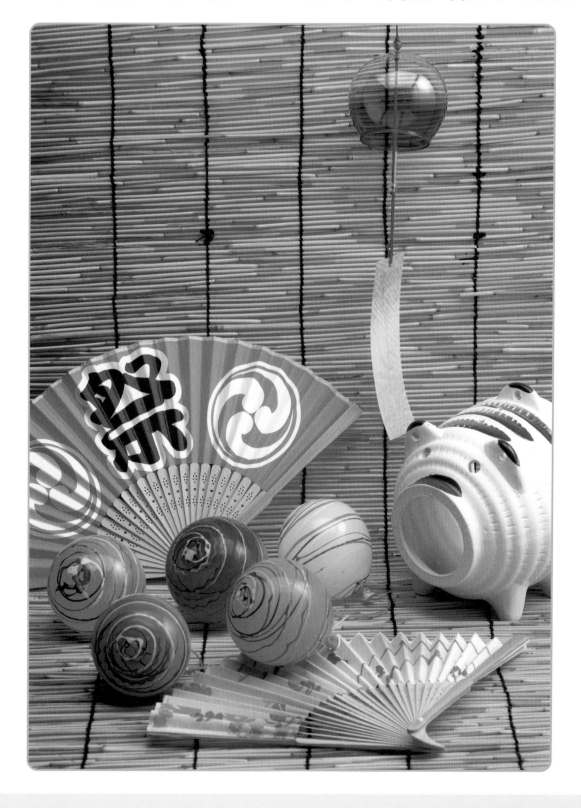

●前のページの写真を思い出しながら各問の正解を○で囲みましょう。

❶ ヨーヨーは全部でいくつありましたか？
（5個・6個・7個）

❷ 扇子に書かれていた文字は、次のうちどれですか？
（夏・涼・祭）

❸ 次のうち、2つあった物はどれですか？
（風鈴・扇子・蚊取りブタ）

❹ 扇子の上に、ヨーヨーはいくつのっていましたか？
（0個・1個・2個）

❺ 蚊取りブタの中に蚊取り線香は入っていましたか？
（入っていた・入っていなかった）

❻ 風鈴の短冊に模様や柄はありましたか？
（波の模様があった・花の模様があった・模様はない）

解答　①5個　②涼　③扇子　④1個　⑤入っていなかった　⑥模様はない

2日目 ないもの計算①

正答数 ／6問

3つのボードからなる計算式があります。各ボードには0〜9の数字で1つだけ足りないものがあり、その数字で計算式を作って答えましょう。足りない数字をメモせず、各問を見るだけで解答します。

実施日 月 日

ポイント！ ボードにない数字を一時的に3つ記憶しておき、その3つの数字を頭の中で思い出しながら解く計算問題。短期記憶の強化になります。

例題

 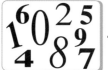 ＋ 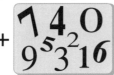 － 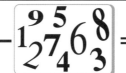 ＝ ☐

左のボード →3がない　真ん中のボード →8がない　右のボード →0がない

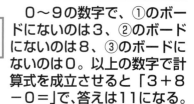
0〜9の数字で、①のボードにないのは3、②のボードにないのは8、③のボードにないのは0。以上の数字で計算式を成立させると「3＋8－0＝」で、答えは11になる。

問1

 6130 / 7249 ＋ 4067 / 9258 － 5412 / 6308 ＝ ☐

問2

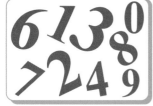 5428 / 0376 ＋ 0728 / 4936 － 2639 / 5110 ＝ ☐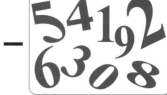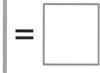

問3

 5097 / 4681 × 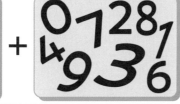 ÷ 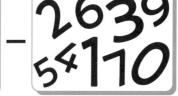 ＝ ☐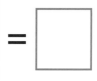

問4

 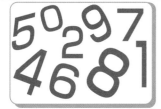 ÷ 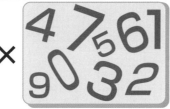 ＋ 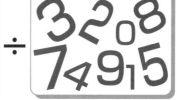 ＝ ☐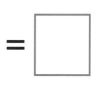

問5

 ＋ － ＝ ☐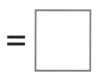

問6

 × ＋ ＝ ☐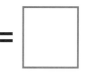

 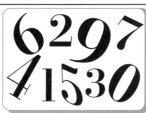 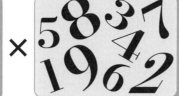 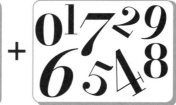 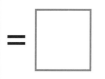

各問1分で解きましょう。

正答数 ／4問

左の9つの数字を1回ずつすべて使い、右の計算式に当てはめ、解答が同じ数字になる3つの足し算を作ってください。数字の組み合わせが合っていれば、順番は異なっていてもかまいません。

実施日　月　日

ポイント! どの数字を組み合わせれば解答の数字になるかを試行錯誤することで、脳の前頭前野が活性化し、短期記憶が強化されます。

問1

7	1	4
6	2	5
12	9	8

●9つの数字のうち、あらかじめ3つが当てはめられています。

$\square + \square + 12 = 18$

$\square + \square + 9 = 18$

$\square + \square + 8 = 18$

問2

17	4	19
2	10	12
1	7	6

●9つの数字のうち、あらかじめ2つが当てはめられています。

$\square + \square + 17 = 26$

$\square + \square + 19 = 26$

$\square + \square + \square = 26$

問3

3	19	24
8	5	13
14	27	1

$\square + \square + \square = 38$

$\square + \square + \square = 38$

$\square + \square + \square = 38$

問4

19	22	6
26	5	10
2	13	20

$\square + \square + \square = 41$

$\square + \square + \square = 41$

$\square + \square + \square = 41$

解答　問1 1+5+12 7+2+9 4+6+8 問2 2+7+17 1+6+19 4+10+12 問3 1+13+24 5+14+19 3+8+27 問4 5+10+26 6+13+22 2+19+20

整列動物クイズ①

各問、4〜7体の動物が整列しています。動物の列を1分見て順番を覚え、次のジで出題される問題の空欄にどの動物がいたかを答えてください。問1〜3は、別々に行いましょう。

実施日

月　　日

ポイント! 一度にすべて動物の名前を覚えるのではなく、前後で2つずつ、上下で3つずつなど、グループに分けると覚えやすくなります。

問1

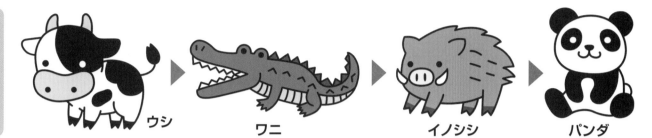

ウシ　　ワニ　　イノシシ　　パンダ

問2

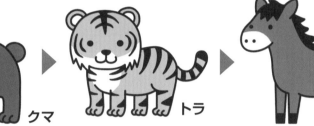

クマ　　トラ　　ウマ

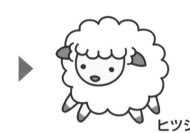 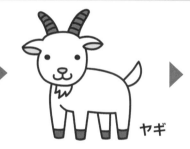 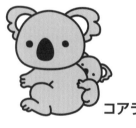

ヒツジ　　ヤギ　　コアラ

問3

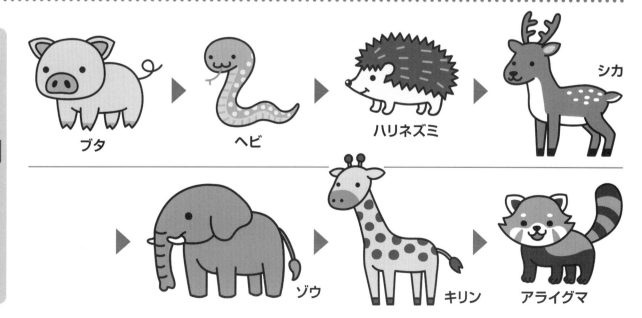

ブタ　　ヘビ　　ハリネズミ　　シカ

ゾウ　　キリン　　アライグマ

●前のページの問題で、空欄の位置にどの動物がいたかを思い出し、
　解答欄に名前を書いてください。

問1

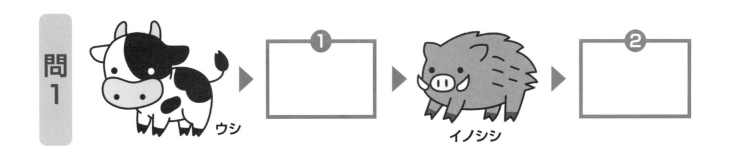

問2

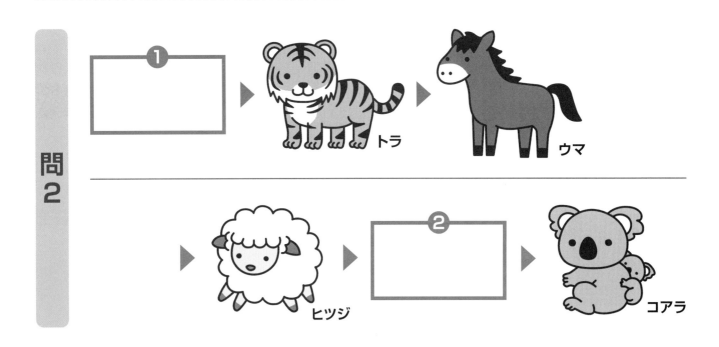

問3

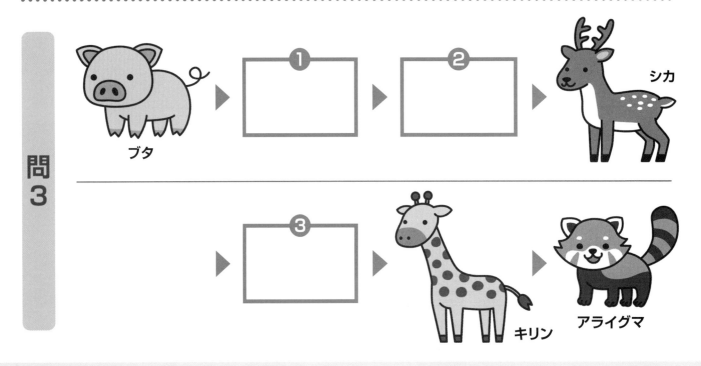

実施日

月　　　日

各問、Ⓐ Ⓑ 2つの財布に入っているお金の金額を数え、どちらの財布に何円多く入っているか、あるいは少なく入っているかを答えてください。問1～4はどちらが多いか、問5～8は少ないかを答えます。

ポイント！ 財布にある硬貨の合計金額を暗算で導き出すことで、記憶を一時的に保持する短期記憶が大いに鍛えられます。

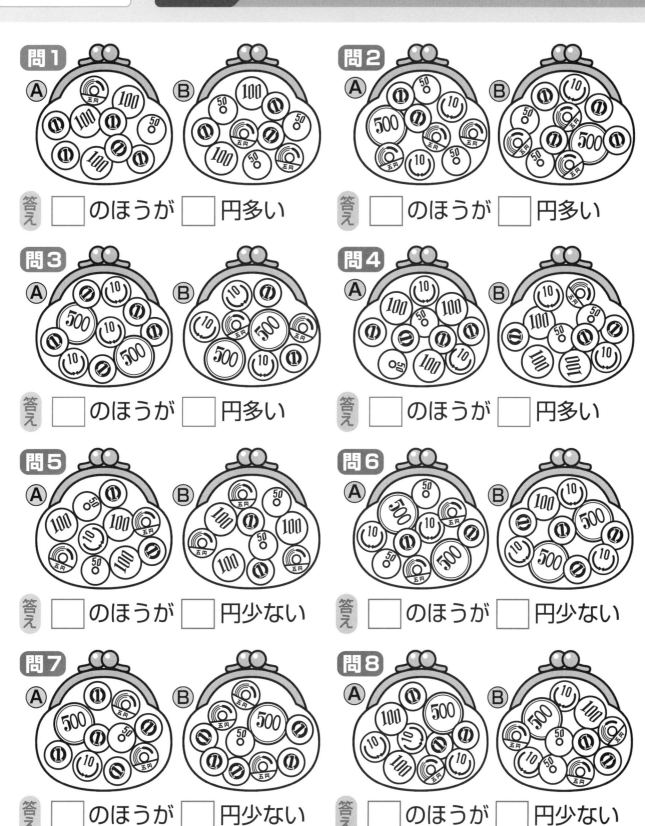

問1
Ⓐ　Ⓑ
答え　□ のほうが　□ 円多い

問2
Ⓐ　Ⓑ
答え　□ のほうが　□ 円多い

問3
Ⓐ　Ⓑ
答え　□ のほうが　□ 円多い

問4
Ⓐ　Ⓑ
答え　□ のほうが　□ 円多い

問5
Ⓐ　Ⓑ
答え　□ のほうが　□ 円少ない

問6
Ⓐ　Ⓑ
答え　□ のほうが　□ 円少ない

問7
Ⓐ　Ⓑ
答え　□ のほうが　□ 円少ない

問8
Ⓐ　Ⓑ
答え　□ のほうが　□ 円少ない

カタカナ計算①

実施日

月　日

カタカナで書かれた❶～⓰までの計算式を、頭の中で数字と＋・－の計算記号に置き換えて解答を導き出してください。数字は1ケタか2ケタです。メモをしないで、暗算で計算していきましょう。

ポイント! 計算の途中で出た数字を頭の中にしっかり保持しながら、問題を読み進めていくことが、短期記憶の訓練にピッタリです。

❶ ロクヒクニヒクサンタスゴタスイチ＝

❷ ゴタスサンヒクロクタスナナヒクヨン＝

❸ キュウヒクヨンタスゴヒクハチタスロク＝

❹ ロクタスナナヒクヨンタスニタスサン＝

❺ ハチヒクイチタスロクヒクキュウタスナナ＝

❻ イチタスヨンタスサンヒクニヒクゴタスハチ＝

❼ ナナヒクヨンタスロクヒクゴタスサンヒクニ＝

❽ ニタスハチヒクヨンタスサンヒクロクタスナナ＝

❾ サンヒクイチタスキュウヒクヨンタスゴヒクロク＝

❿ キュウタスナナタスハチヒクゴタスニヒクヨン＝

⓫ ヨンタスジュウロクヒクジュウタスサン＝

⓬ ナナタスキュウヒクジュウヨンタスジュウナナ＝

⓭ ハチジュウイチヒクイチヒクゴジュウタスサン＝

⓮ ジュウハチタスハチタスロクヒクジュウヨン＝＝

⓯ ヨンタスニジュウキュウヒクジュウロクタスロク＝

⓰ ニジュウヨンヒクジュウニタスジュウヒクジュウニ＝

イラスト間違い探し①

正答数

／**6**問

下のイラストを1分間よく見て、できるだけ多くの情報を記憶してください。記憶し終わったら、次のﾍﾟｰｼﾞの問題に進み、異なっているところを3つ探しましょう。問1と問2は別々に解いてください。

実施日

月　　日

ポイント! 「正」のイラストを一時的に記憶した後、「誤」のイラストを見ます。難しい場合は表裏で「正」と「誤」のイラストを見比べてもOKです。

問1 下のイラストを1分で覚えたら、次のﾍﾟｰｼﾞの問題に答えてください。

正のイラスト

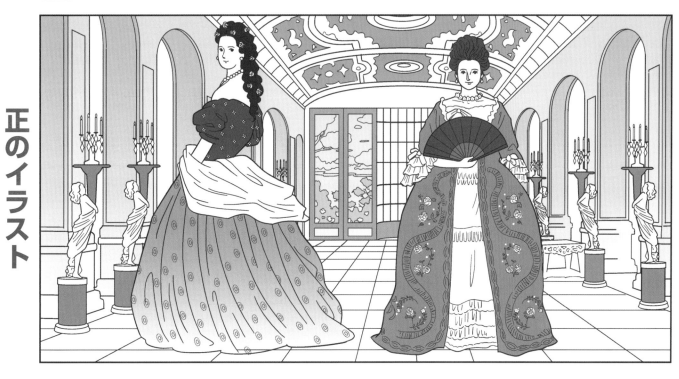

問2 下のイラストを1分で覚えたら、次のﾍﾟｰｼﾞの問題に答えてください。

正のイラスト

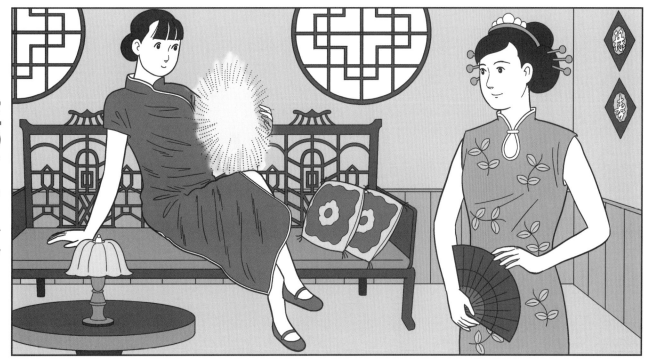

問1 前のページのイラストを思い出しながら、
　　異なる場所を3つ探して○で囲みましょう。

解答は71ページ

誤のイラスト

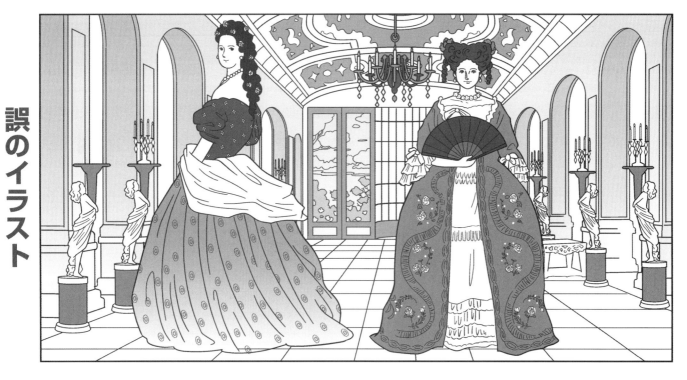

問2 前のページのイラストを思い出しながら、
　　異なる場所を3つ探して○で囲みましょう。

誤のイラスト

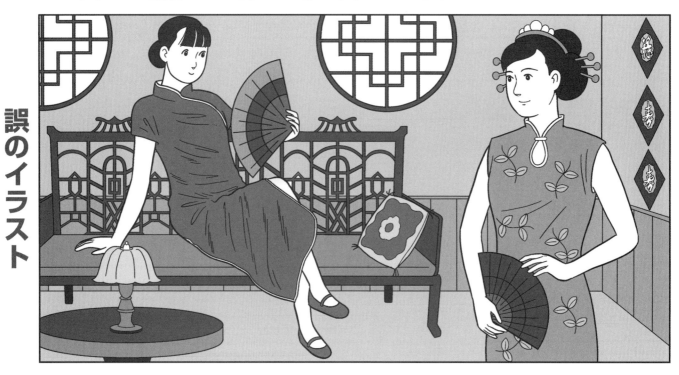

解答は71ページ

足し算ライン①

各問の表に並んだ数字について、Ⓐ～Ⓗの矢印で示した縦・横・斜めの列に並ぶ3つの数字の合計が、問題に提示された数になる列はどれでしょうか。Ⓐ～Ⓗの記号で答えてください。

実施日

月　日

ポイント！ 3ケタの足し算を素早くくり返しながら答えの列を探すことで、一時記憶を担う海馬のほか、前頭前野の活性化にも役立ちます。

❶ 合計が 16 になる列

	A	B	C	D	E
F	3	6	5
G	8	1	7
H	2	4	9

答え

❷ 合計が 19 になる列

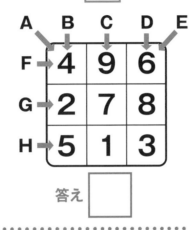

	A	B	C	D	E
F	4	9	6
G	2	7	8
H	5	1	3

答え

❸ 合計が 21 になる列

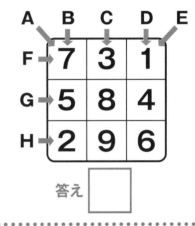

	A	B	C	D	E
F	7	3	1
G	5	8	4
H	2	9	6

答え

❹ 合計が 29 になる列

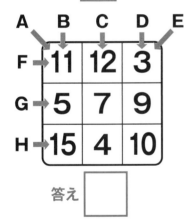

	A	B	C	D	E
F	11	12	3
G	5	7	9
H	15	4	10

答え

❺ 合計が 33 になる列

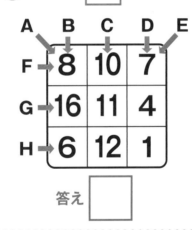

	A	B	C	D	E
F	8	10	7
G	16	11	4
H	6	12	1

答え

❻ 合計が 32 になる列

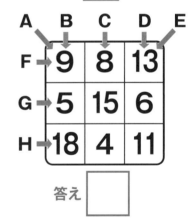

	A	B	C	D	E
F	9	8	13
G	5	15	6
H	18	4	11

答え

❼ 合計が 34 になる列

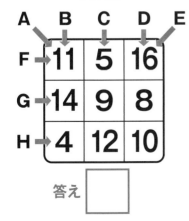

	A	B	C	D	E
F	11	5	16
G	14	9	8
H	4	12	10

答え

❽ 合計が 42 になる列

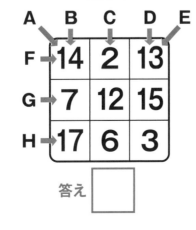

	A	B	C	D	E
F	14	2	13
G	7	12	15
H	17	6	3

答え

❾ 合計が 39 になる列

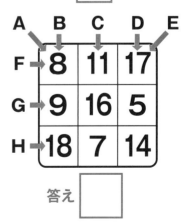

	A	B	C	D	E
F	8	11	17
G	9	16	5
H	18	7	14

答え

逆ピラミッド計算①

右隣にある数字を足した答えを、下の○に書き込んでいく逆ピラミッド計算のドリルです。一番下の○（太丸）の数字が各問の解答になります。

各問1分で解きましょう。

正答数
／6問

実施日

月　日

ポイント！ 単純計算をくり返すので、素早く解くことを意識しましょう。単純計算は、短期記憶力に関わる前頭前野の活性化に有効です。

例題

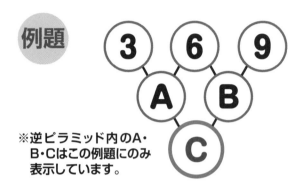

※逆ピラミッド内のA・B・Cはこの例題にのみ表示しています。

解き方

上段の左端にある「3」と真ん中にある「6」を足した数字が、その下のAに入ります。真ん中にある「6」と右端にある「9」を足した数字が、その下のBに入ります。Aの「9」とBの「15」を足した数字が、Cとなります。つまり、○（太丸）の解答は、「24」です。

問1

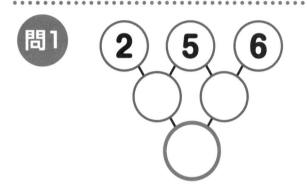

問2

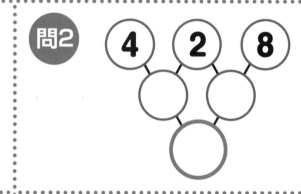

問3

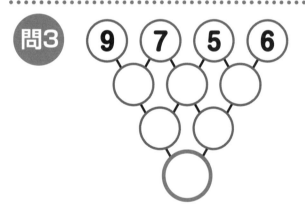

問4

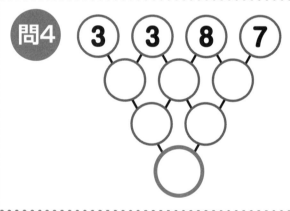

問5

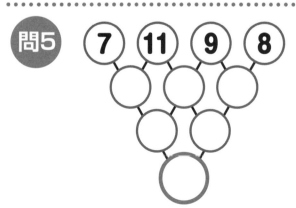

問6

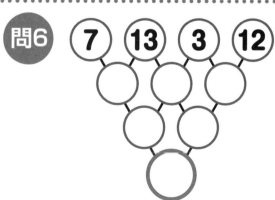

解答　問1 18　問2 16　問3 51　問4 43　問5 75　問6 67

実施日

月　日

覚えて縦読みクイズ①

各問に提示された❶～❸、あるいは❶～❹の言葉を30秒見て覚え、次ページに進んで問題に提示された言葉の字と組み合わせて縦に読み、指定された言葉を探してください。問1と問2は別々に行います。

正答数

／8問

ポイント! 各問の言葉をしっかり覚え、記憶を保持しながら問題を解くため、脳の短期記憶の中枢である海馬を刺激する効果が期待できます。

問1

右の❶～❸の3つの言葉を30秒見て覚えたら、ページをめくってください。

Ⓐ **は さ み**

Ⓑ **な み だ**

Ⓒ **し ぜ ん**

問2

右の❶～❹の4つの言葉を30秒見て覚えたら、ページをめくってください。

Ⓐ **い く ら**

Ⓑ **ひ と み**

Ⓒ **し ん ぞ う**

Ⓓ **あ い ろ ん**

問1

前ページで覚えた Ⓐ～Ⓒ の言葉を空欄に当てはめ、縦に読むと数字の名前が3つ出てきます。下の解答欄に書いてください。

解答

Ⓑ
[ ][ ][ ]
な　か　ま

Ⓒ
[ ][ ][ ]
り　ろ　ん

Ⓐ
[ ][ ][ ]
ね　ん　ど

問2

前ページで覚えた Ⓐ～Ⓓ の言葉を空欄に当てはめ、縦に読むとほ乳類の動物の名前が5つ出てきます。下の解答欄に書いてください。

解答

Ⓑ
[ ][ ][ ]
く　ら　げ

Ⓐ
[ ][ ][ ]
ぬ　り　え

Ⓓ
[ ][ ][ ][ ]
す　り　ば　ち

Ⓒ
[ ][ ][ ][ ]
か　い　う　ん

解答　問1 なな　ねこ　さん　問2 いぬ　らくだ　ぞう　うし　いるか しか ぞう

ないもの計算②

正答数 /7問

3つのボードからなる計算式があります。各ボードには0～9の数字で1つだけ足りないものがあり、その数字で計算式を作って答えましょう。足りない数字をメモせず、各問を見るだけで解答します。

実施日

月　日

ポイント！ ボードにない数字を一時的に3つ記憶しておき、その3つの数字を頭の中で思い出しながら解く計算問題。短期記憶の強化になります。

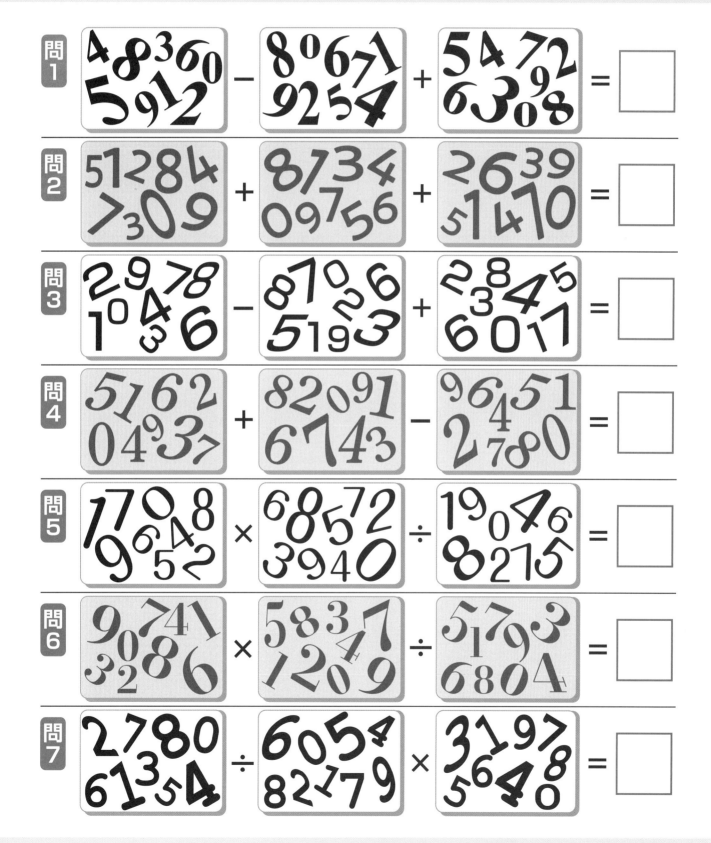

問1
問2
問3
問4
問5
問6
問7

実施日　月　日

左の9つの数字を1回ずつすべて使い、右の計算式に当てはめ、解答が同じ数字になる3つの足し算を作ってください。数字の組み合わせが合っていれば、順番は異なっていてもかまいません。

ポイント! どの数字を組み合わせれば解答の数字になるかを試行錯誤することで、脳の前頭前野が活性化し、短期記憶が強化されます。

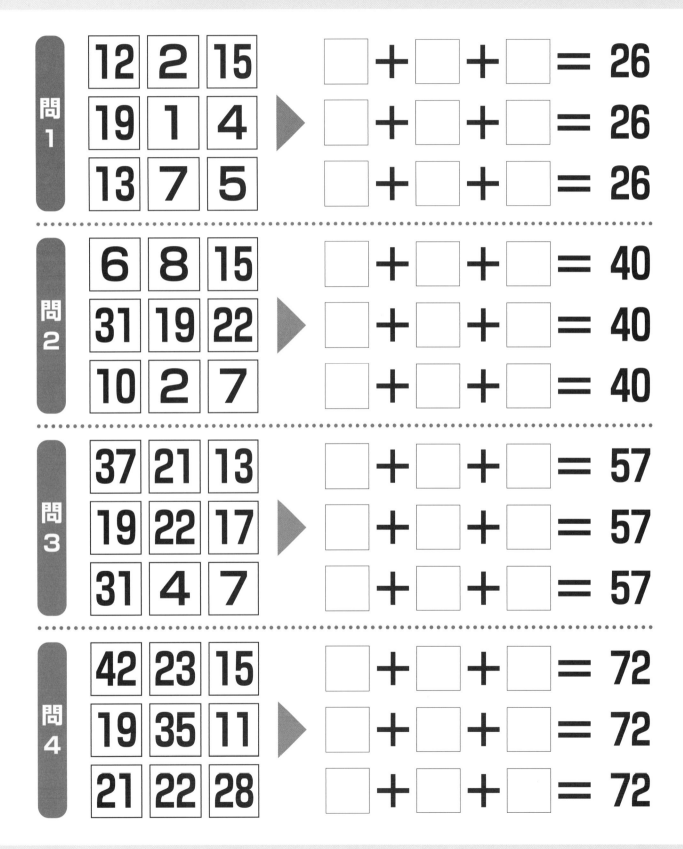

問1

12	2	15
19	1	4
13	7	5

□ ＋ □ ＋ □ ＝ 26
□ ＋ □ ＋ □ ＝ 26
□ ＋ □ ＋ □ ＝ 26

問2

6	8	15
31	19	22
10	2	7

□ ＋ □ ＋ □ ＝ 40
□ ＋ □ ＋ □ ＝ 40
□ ＋ □ ＋ □ ＝ 40

問3

37	21	13
19	22	17
31	4	7

□ ＋ □ ＋ □ ＝ 57
□ ＋ □ ＋ □ ＝ 57
□ ＋ □ ＋ □ ＝ 57

問4

42	23	15
19	35	11
21	22	28

□ ＋ □ ＋ □ ＝ 72
□ ＋ □ ＋ □ ＝ 72
□ ＋ □ ＋ □ ＝ 72

解答 【問1】11＋12＋13　2＋5＋19　4＋7＋15　【問2】8＋10＋22　6＋15＋19　2＋7＋31　【問3】7＋13＋37　21＋17＋19　4＋22＋31　【問4】15＋22＋35　11＋19＋42　21＋23＋28

漢字成り立ちクイズ①

漢字の成り立ちを表現した図が提示されています。元の姿・形から象形文字などを経て、現在の漢字になるまでの過程を4段階で表現しています。①〜⑤を1分見て覚え、次のページの問題に答えてください。

ポイント！ 頭の中で、元の姿・形から漢字に姿が変わるのを動画のようにイメージすると、記憶に定着しやすくなります。

 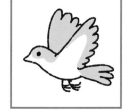 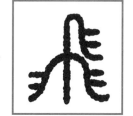 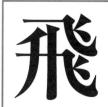

鳥が羽ばたく姿

 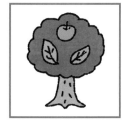 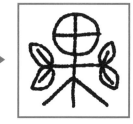 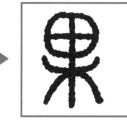 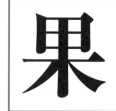

枝についた木の実

 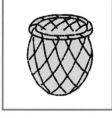 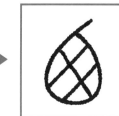 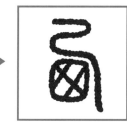 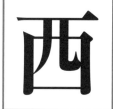

竹かごの形

 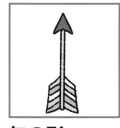 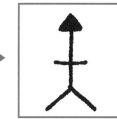 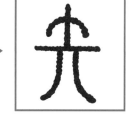 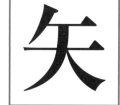

矢の形

 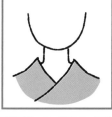 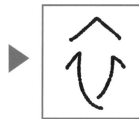 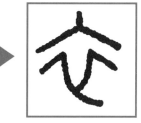 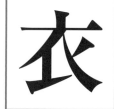

着物の襟を重ねた姿

●例題と問1〜4には、前のページの❶〜❺の図がシャッフルされ変化の過程の文字が2つ提示されています。左の「元の姿・形」のマスには下の㋐〜㋔からイラストの記号を選んで記入し、右の「漢字」のマスには、出来上がる漢字を書いてください。

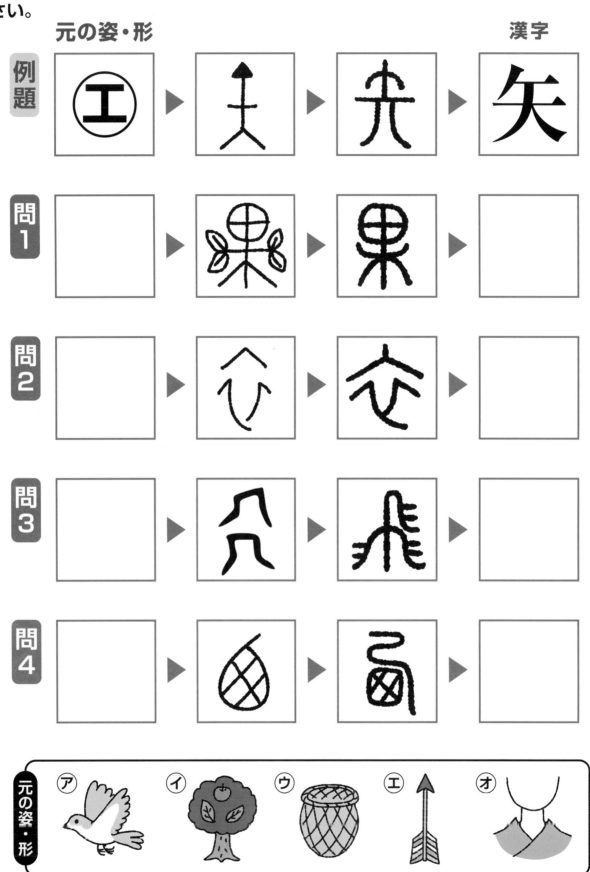

元の姿・形 　　　　　　　　　　　　　　　　　　漢字

例題

問1

問2

問3

問4

元の姿・形
㋐　㋑　㋒　㋓　㋔

所持金比べ②

各問、Ⓐ Ⓑ 2つの財布に入っているお金の金額を数え、どちらの財布に何円多く入っているか、あるいは少なく入っているかを答えてください。問1〜4はどちらが多いか、問5〜8は少ないかを答えます。

各問1分で解きましょう。

正答数

／8問

実施日

月　日

ポイント！ 財布にある硬貨の合計金額を暗算で導き出すことで、記憶を一時的に保持する短期記憶が大いに鍛えられます。

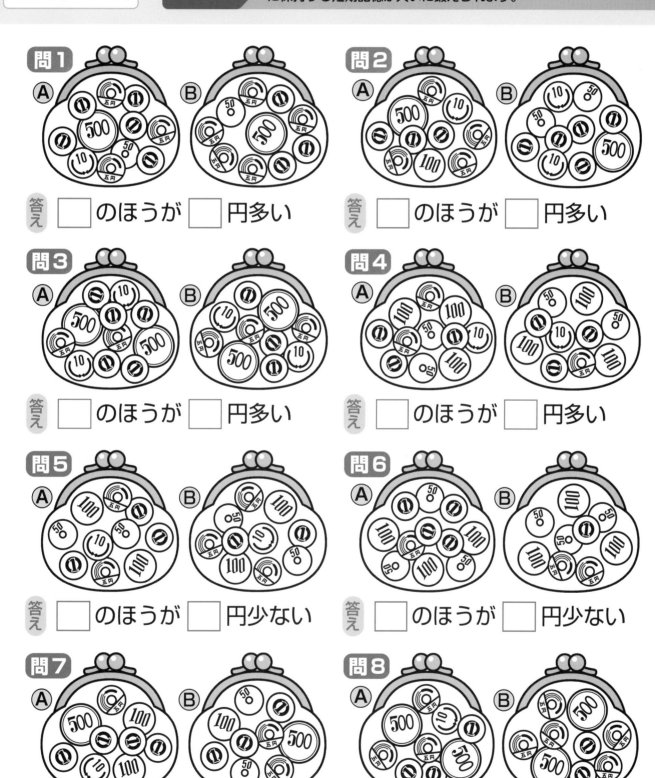

問1 Ⓐ Ⓑ
答え □ のほうが □ 円多い

問2 Ⓐ Ⓑ
答え □ のほうが □ 円多い

問3 Ⓐ Ⓑ
答え □ のほうが □ 円多い

問4 Ⓐ Ⓑ
答え □ のほうが □ 円多い

問5 Ⓐ Ⓑ
答え □ のほうが □ 円少ない

問6 Ⓐ Ⓑ
答え □ のほうが □ 円少ない

問7 Ⓐ Ⓑ
答え □ のほうが □ 円少ない

問8 Ⓐ Ⓑ
答え □ のほうが □ 円少ない

実施日

月　日

ポイント! 計算の途中で出た数字を頭の中にしっかり保持しながら、問題を読み進めていくことが、短期記憶の訓練にピッタリです。

カタカナで書かれた❶〜⓰までの計算式を、頭の中で数字と＋・－の計算記号に置き換えて解答を導き出してください。数字は1ケタか2ケタです。メモをしないで、暗算で計算していきましょう。

❶ ヨンタスニタスサンヒクイチヒクロク＝

❷ キュウヒクヨンタスニヒクロクタスゴ＝

❸ ニタスハチヒクキュウタスナナヒクサン＝

❹ ナナヒクイチタスゴヒクニタスヨン＝

❺ サンタスキュウタスナナヒクサンタスハチ＝

❻ ゴヒクニヒクイチタスヨンタスサンヒクロク＝

❼ ハチヒクヨンタスゴヒクナナタスロクヒクサン＝

❽ ロクタスヨンヒクニヒクサンヒクイチタスゴ＝

❾ イチタスハチタスニヒクキュウタスヨンタスロク＝

❿ ナナヒクサンタスキュウタスハチヒクニタスゴ＝

⓫ ジュウタスニジュウゴヒクゴヒクナナ＝

⓬ ジュウナナヒクナナヒクサンタスジュウゴ＝

⓭ ハチタスロクタスニジュウロクヒクジュウヨン＝

⓮ ジュウキュウタスヨンヒクジュウロクタスハチ＝

⓯ ジュウハチタスサンヒクゴタスニジュウナナ＝

⓰ ロクジュウヒクジュウヒクニジュウゴヒクジュウゴ＝

短期記憶力チェックテスト ⋯⋯❶

10日間のトレーニングお疲れ様でした。ここでは、あなたの短期記憶力がどれだけ強化できたかを試すチェックテストを行います。❶❷❸の手順に沿って問題を解き、短期記憶ドリルの成果を確認しましょう。

❶ 下のイラストを1分よく見て覚えたら、次のページの問題に答えてください。

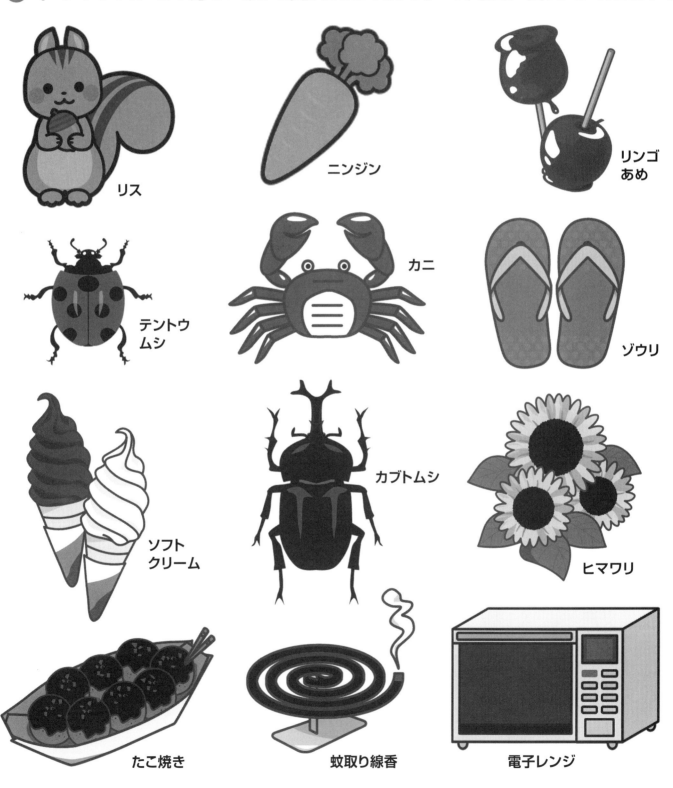

リス

ニンジン

リンゴあめ

テントウムシ

カニ

ゾウリ

ソフトクリーム

カブトムシ

ヒマワリ

たこ焼き

蚊取り線香

電子レンジ

② 簡単な計算問題と漢字の読み書きです。漢字には読みがなを、ひらがなには漢字を入れます。できるだけ早く1分以内にすべての問題に答えましょう。この問題の解答は下部にありますが、答え合わせは❸の問題を済ませてから行ってください。

① $5＋3▶$ 　　　　　

② 業　務 ▶ 　　　　　

③ $7－2▶$ 　　　　　

④ 学　費 ▶ 　　　　　

⑤ $8×3▶$ 　　　　　

⑥ $4＋2▶$ 　　　　　

⑦ さいよう ▶ 　　　　　

⑧ $3－1▶$ 　　　　　

⑨ 倫　理 ▶ 　　　　　

⑩ $2×4▶$ 　　　　　

⑪ かくめい ▶ 　　　　　

⑫ $6÷2▶$ 　　　　　

❸ ①で覚えた12個のイラストを思い出してその名前を書いてください。制限時間は3分です。（解答は順不同で可）

書き終えたら前ページのイラストを見て答え合わせをしましょう。
❸で正解した個数であなたの短期記憶力をチェックします。

1〜4個 ▶	**頑張りましょう！**
5〜10個 ▶	**順調に成果が出ています**
11〜12個 ▶	**すばらしい！**

❸の正答数

　　／**12**問

解答 ①8 ②ぎょうむ ③5 ④がくひ ⑤24 ⑥6 ⑦採用 ⑧2 ⑨りんり ⑩8 ⑪革命 ⑫3

名所ガイドクイズ①

沖縄の名所に関する文章を約1分で音読し、情報をできるだけ多く記憶してください。音読が終わったら、次のページの問題に進み、各問の正しい情報に○をつけてください。

ポイント！ 音読で読み上げた大事な情報を、自分でしっかり押さえて覚えておき、必要に応じて思い出す、短期記憶力強化のトレーニングです。

● **下の文章を約1分で音読したら、次のページの問題に答えてください。**

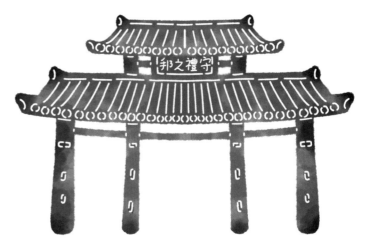

　夏の国内旅行でおすすめなのは、なんといっても沖縄。特に、本島南部に位置する那覇市には、魅力的な観光スポットがたくさんあります。その代表が、首里城公園です。首里城公園は、沖縄の歴史や文化を象徴する首里城を中心とした公園で、守礼門や園比屋武御嶽石門など多くの文化財が点在しています。首里城は2019年10月の火災で正殿などいくつかの建物が焼失しましたが、現在、2026年秋の再建をめざして復元工事が進んでおり、「見せる復興」をテーマに工事のようすを見学できるようになっています。

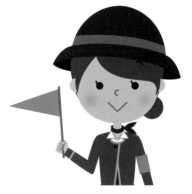

　もう一つのおすすめは、波上宮です。ここは、古くから伝わる海神の国（ニライカナイ）の神々に人々が豊漁と豊穣の祈りを捧げた聖地の一つ。室町時代の初めごろの創建と推定されており、境内にはシーサーやヤシの木があり、沖縄らしさを感じられます。

　那覇市の国際通り商店街には、デパート、レストラン、雑貨店、ホテルなど約600の店や事業所が軒を連ねます。歩き回るだけでも楽しめるし、ひと休みできるカフェも豊富です。

●前のページの文章の内容を思い出しながら各問の正解を○で囲みましょう。

❶ 那覇市は、沖縄本島のどこに位置していますか？

（南部・東部・中央部）

❷ 首里城の正殿などの建物が火災で焼失した時期は、
次のうちいつですか？

（2019年10月・2019年11月・2019年12月）

❸ 現在、首里城公園では、火災で焼失した正殿などの建物工事が
見学できますが、この取り組みについて、
どんな言葉をテーマとして掲げていますか？

（「見せる再建」・「見せる復元」・「見せる復興」）

❹ 波上宮が創建されたのは、いつごろと推定されていますか？

（南北朝時代の初めごろ・室町時代の初めごろ・
鎌倉時代の初めごろ）

❺ 波上宮の境内にあるものとして、正しくないものはどれ？

（こま犬・ヤシの木・シーサー）

❻ 那覇国際通り商店街には、
いくつの店や事業所が並んでいますか？

（約400店・約500店・約600店）

【解答】❶南部　❷2019年10月　❸「見せる復興」　❹鎌倉時代の初めごろ　❺ヤシの木　❻約600店

各問1分で解きましょう。

正答数 ／9問

実施日　月　日

各問の表に並んだ数字について、Ⓐ～Ⓗの矢印で示した縦・横・斜めの列に並ぶ3つの数字の合計が、問題に提示された数になる列はどれでしょうか。Ⓐ～Ⓗの記号で答えてください。

ポイント！ 3ケタの足し算を素早くくり返しながら答えの列を探すことで、一時記憶を担う海馬のほか、前頭前野の活性化にも役立ちます。

❶ 合計が **12** になる列

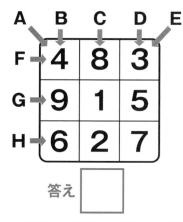

答え □

❷ 合計が **17** になる列

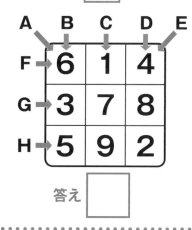

答え □

❸ 合計が **14** になる列

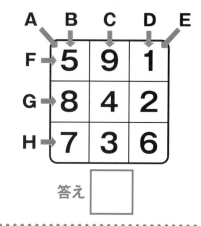

答え □

❹ 合計が **23** になる列

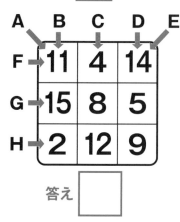

答え □

❺ 合計が **34** になる列

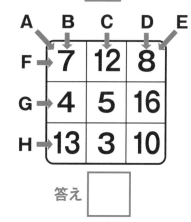

答え □

❻ 合計が **29** になる列

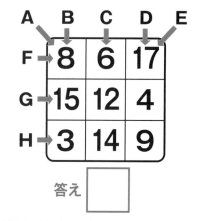

答え □

❼ 合計が **24** になる列

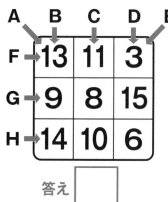

答え □

❽ 合計が **33** になる列

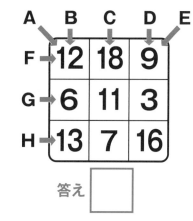

答え □

❾ 合計が **37** になる列

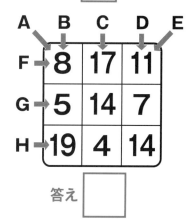

答え □

13日目 逆ピラミッド計算②

右隣にある数字を足した答えを、下の○に書き込んでいく逆ピラミッド計算のドリルです。一番下の○（太丸）の数字が各問の解答になります。

実施日

月　日

ポイント! 単純計算をくり返すので、素早く解くことを意識しましょう。単純計算は、短期記憶力に関わる前頭前野の活性化に有効です。

問1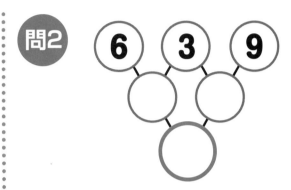

問2

問3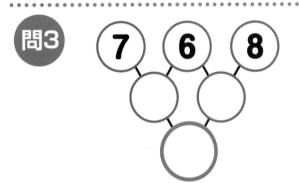

問4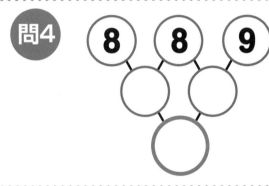

問5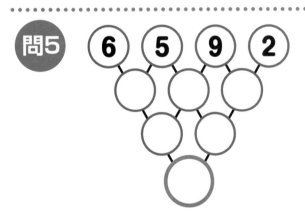

問6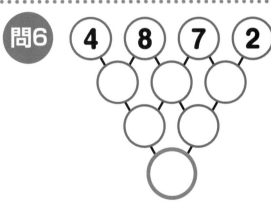

問7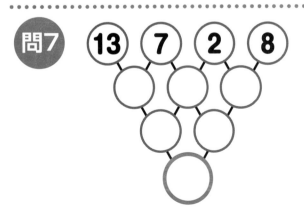

問8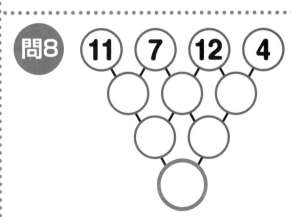

解答 問1 28　問2 21　問3 27　問4 33　問5 50　問6 51　問7 48　問8 72

14日目 イラスト記憶クイズ

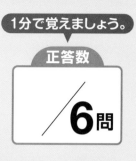

下のイラストを1分よく見て、できるだけ多くの情報を記憶してください。記憶し終わったら、次のページの問題に進み、各問の正しい情報に○をつけましょう。

実施日

月　　日

ポイント!　イラストのどこに何がいくつあるか、誰がどんな状態かを、具体的な言葉にして覚えるのがコツです。

●下のイラストを1分で覚えたら、次のページの問題に答えてください。

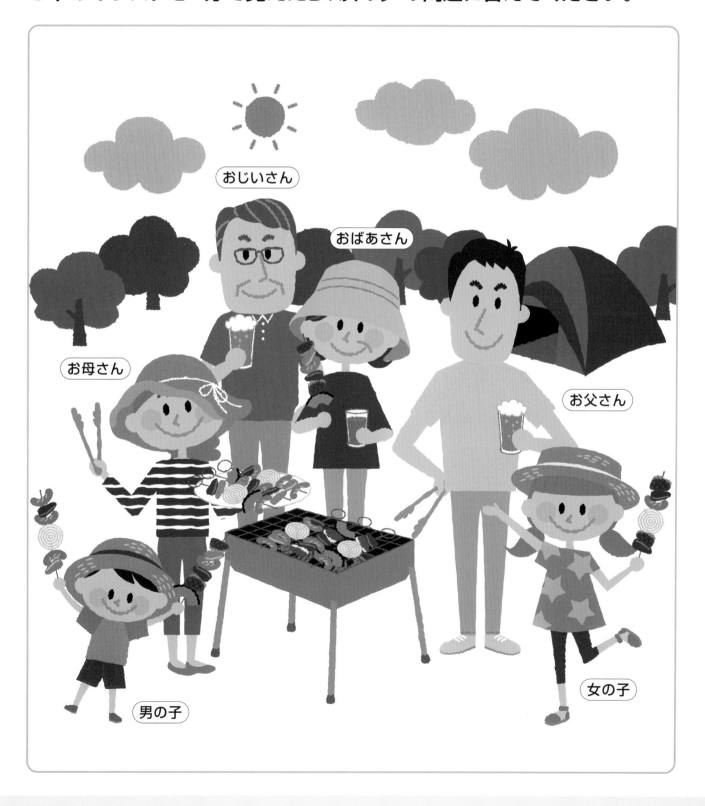

●前のページのイラストを思い出しながら各問の正解を○で囲みましょう。

❶ 空に雲はいくつありましたか？

（３個・４個・５個）

**❷ 次の３人のうち、
トングを持っていなかったのは誰ですか？**

（お母さん・お父さん・おばあさん）

**❸ 次の３人のうち、両手でバーベキューの串を
持っていたのは誰ですか？**

（お母さん・女の子・男の子）

❹ 帽子をかぶっていた人は何人いましたか？

（４人・５人・６人）

❺ お父さんが手に持っていた飲み物はなんでしたか？

（麦茶・ビール・コーラ）

**❻ コンロの上にはバーベキューの串は
いくつありましたか？**

（２本・３本・４本）

解答 ❶３個 ❷おばあさん ❸男の子 ❹４人 ❺ビール ❻３本

整列動物クイズ②

各問、4～7体の動物が整列しています。動物の列を1分見て順番を覚え、次のページで出題される問題の空欄にどの動物がいたかを答えてください。問1～3は、別々に行いましょう。

各問1分で覚えましょう。

正答数

／**7**問

実施日

月　　日

ポイント！ 一度にすべて動物の名前を覚えるのではなく、前後で2つずつ、上下で3つずつなど、グループに分けると覚えやすくなります。

問1

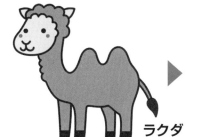 ラクダ ▶ 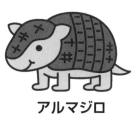 アルマジロ ▶ 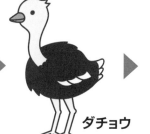 ダチョウ ▶ 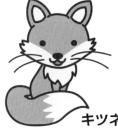 キツネ

問2

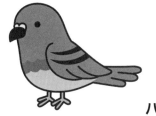 ハト ▶ 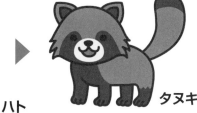 タヌキ ▶ 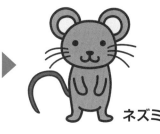 ネズミ

▶ 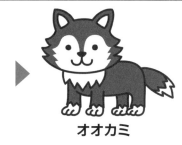 オオカミ ▶ 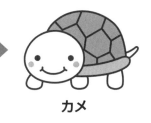 カメ ▶ 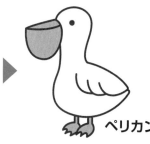 ペリカン

問3

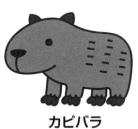 カピバラ ▶ 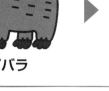 フラミンゴ ▶ 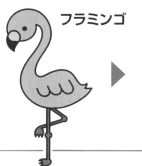 オコジョ ▶ 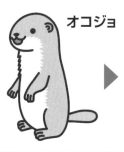 シロクマ

▶ 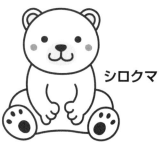 アザラシ ▶ 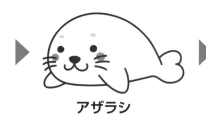 アヒル ▶ 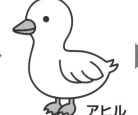 ヤドカリ

●前のページの問題で、空欄の位置にどの動物がいたかを思い出し、解答欄に名前を書いてください。

問1

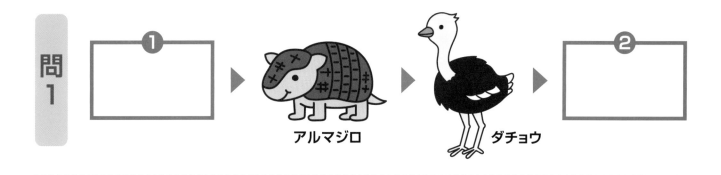

問2

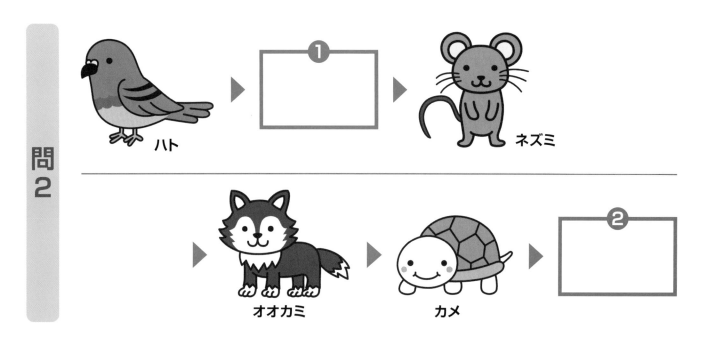

問3

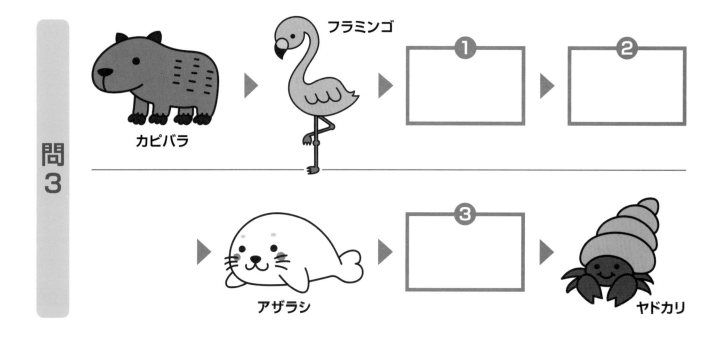

各問1分で解きましょう。

正答数

／**7**問

3つのボードからなる計算式があります。各ボードには0〜9の数字で1つだけ足りないものがあり、その数字で計算式を作って答えましょう。足りない数字をメモせず、各問を見るだけで解答します。

実施日

月　日

ポイント！ ボードにない数字を一時的に3つ記憶しておき、その3つの数字を頭の中で思い出しながら解く計算問題。短期記憶の強化になります。

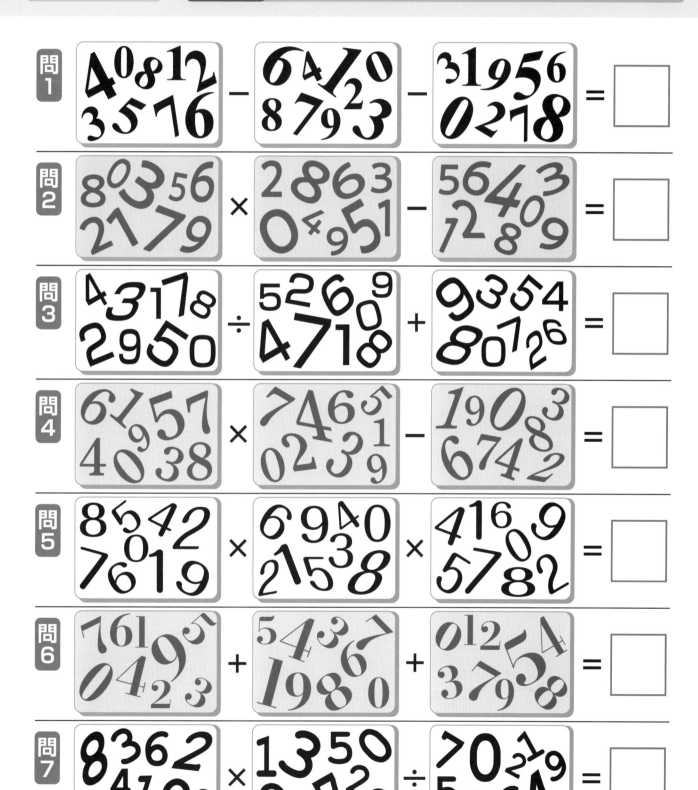

解答

問1 9−5−4=0　問2 4×7−7=21　問3 6÷3+1=3　問4 2×8−5=11
問5 3×7×3=63　問6 8+2+6=16　問7 7×6÷3=14

当てはめ計算式③

左の9つの数字を1回ずつすべて使い、右の計算式に当てはめ、解答が同じ数字になる3つの足し算を作ってください。数字の組み合わせが合っていれば、順番は異なっていてもかまいません。

実施日

月　日

ポイント! どの数字を組み合わせれば解答の数字になるかを試行錯誤することで、脳の前頭前野が活性化し、短期記憶が強化されます。

問1

20	9	16
21	2	5
7	10	6

▶

☐ + ☐ + ☐ = 32
☐ + ☐ + ☐ = 32
☐ + ☐ + ☐ = 32

問2

19	18	34
3	12	9
8	20	15

▶

☐ + ☐ + ☐ = 46
☐ + ☐ + ☐ = 46
☐ + ☐ + ☐ = 46

問3

19	5	15
9	23	16
10	31	22

▶

☐ + ☐ + ☐ = 50
☐ + ☐ + ☐ = 50
☐ + ☐ + ☐ = 50

問4

16	37	25
4	44	21
8	10	39

▶

☐ + ☐ + ☐ = 68
☐ + ☐ + ☐ = 68
☐ + ☐ + ☐ = 68

各問1分で覚えましょう。

正答数

／6問

実施日

月　日

下のイラストを1分間よく見て、できるだけ多くの情報を記憶してください。記憶し終わったら、次のページの問題に進み、異なっているところを3つ探しましょう。問1と問2は別々に解いてください。

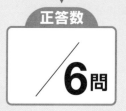

ポイント！ 「正」のイラストを一時的に記憶した後、「誤」のイラストを見ます。難しい場合は表裏で「正」と「誤」のイラストを見比べてもOKです。

問1 下のイラストを1分で覚えたら、次のページの問題に答えてください。

正のイラスト

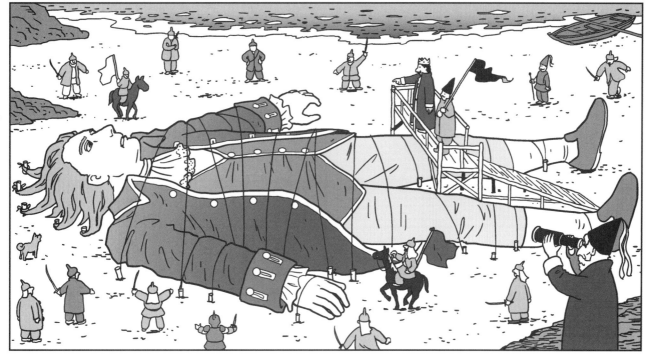

問2 下のイラストを1分で覚えたら、次のページの問題に答えてください。

正のイラスト

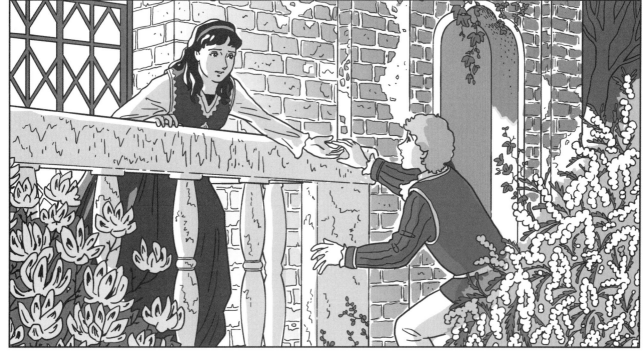

問1 前のページのイラストを思い出しながら、
異なる場所を3つ探して○で囲みましょう。

誤のイラスト

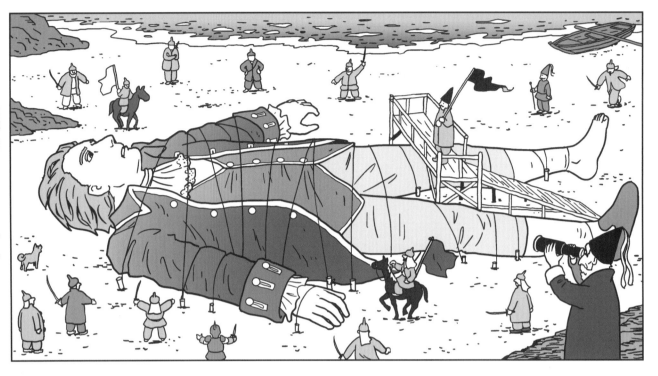

問2 前のページのイラストを思い出しながら、
異なる場所を3つ探して○で囲みましょう。

誤のイラスト

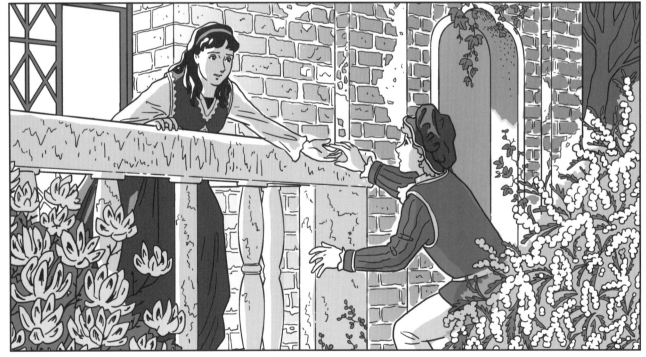

解答は71ページ

覚えて縦読みクイズ②

正答数

／8問

各問に提示された Ⓐ〜Ⓒ、あるいは Ⓐ〜Ⓓ の言葉を30秒見て覚え、次ページに進んで問題に提示された言葉の字と組み合わせて縦に読み、指定された言葉を探してください。問1と問2は別々に行います。

実施日

月　日

ポイント！ 各問の言葉をしっかり覚え、記憶を保持しながら問題を解くため、脳の短期記憶の中枢である海馬を刺激する効果が期待できます。

問1

右の Ⓐ〜Ⓒ の3つの言葉を30秒見て覚えたら、ページをめくってください。

Ⓐ すいか

Ⓑ すうじ

Ⓒ かめら

問2

右の Ⓐ〜Ⓓ の4つの言葉を30秒見て覚えたら、ページをめくってください。

Ⓐ かんとう

Ⓑ はがき

Ⓒ くつばこ

Ⓓ たいこ

問1

前ページで覚えたⒶ～Ⓒの言葉を空欄に当てはめ、縦に読むと水がある場所の名前が3つ出てきます。下の解答欄に書いてください。

解答

Ⓐ [　][　][　]
と け い

Ⓒ [　][　][　]
わ さ び

Ⓑ [　][　][　]
つ み れ

問2

前ページで覚えたⒶ～Ⓓの言葉を空欄に当てはめ、縦に読むと鳥の名前が5つ出てきます。下の解答欄に書いてください。

解答

Ⓓ [　][　][　]
か ら し

Ⓑ [　][　][　]
と う じ

Ⓐ [　][　][　][　]
か ま ぎ り

Ⓒ [　][　][　][　]
は る ま き

各問、Ⓐ Ⓑ 2つの財布に入っているお金の金額を数え、どちらの財布に何円多く入っているか、あるいは少なく入っているかを答えてください。問1〜4はどちらが多いか、問5〜8は少ないかを答えます。

各問1分で解きましょう。

正答数 ／8問

ポイント！ 財布にある硬貨の合計金額を暗算で導き出すことで、記憶を一時的に保持する短期記憶が大いに鍛えられます。

実施日 月 日

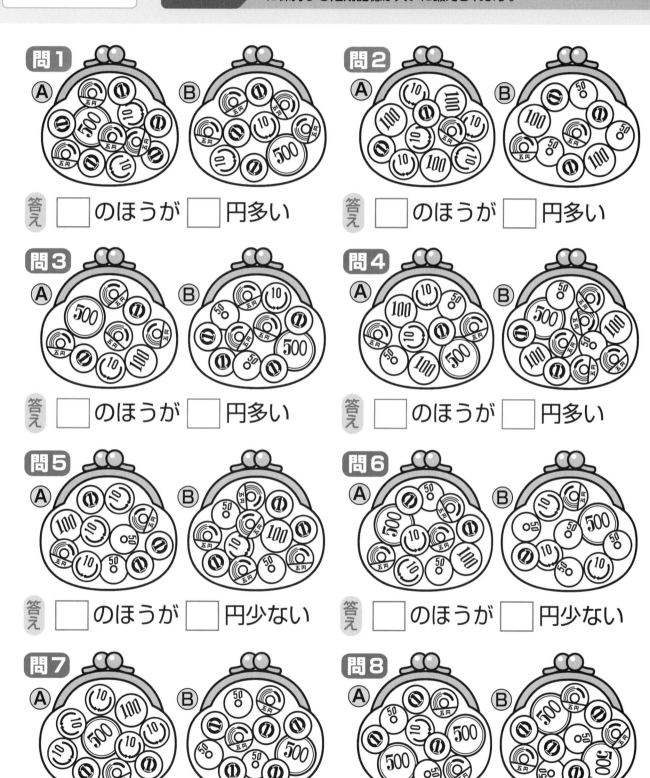

問1 Ⓐ Ⓑ
答え □ のほうが □ 円多い

問2 Ⓐ Ⓑ
答え □ のほうが □ 円多い

問3 Ⓐ Ⓑ
答え □ のほうが □ 円多い

問4 Ⓐ Ⓑ
答え □ のほうが □ 円多い

問5 Ⓐ Ⓑ
答え □ のほうが □ 円少ない

問6 Ⓐ Ⓑ
答え □ のほうが □ 円少ない

問7 Ⓐ Ⓑ
答え □ のほうが □ 円少ない

問8 Ⓐ Ⓑ
答え □ のほうが □ 円少ない

カタカナ計算③

カタカナで書かれた❶〜⓰までの計算式を、頭の中で数字と＋・－の計算記号に置き換えて解答を導き出してください。数字は1ケタか2ケタです。メモをしないで、暗算で計算していきましょう。

実施日　　月　　日

ポイント！ 計算の途中で出た数字を頭の中にしっかり保持しながら、問題を読み進めていくことが、短期記憶の訓練にピッタリです。

❶ ナナヒクヨンヒクイチタスニタスゴ＝

❷ サンタスロクヒクニヒクサンタスヨン＝

❸ ゴヒクニタスナナヒクキュウタスロク＝

❹ ハチタスサンヒクニタスヨンヒクキュウ＝

❺ ロクヒクイチタスハチタスロクヒクナナ＝

❻ イチタスヨンタスサンヒクニヒクゴタスナナ＝

❼ キュウヒクニヒクロクタスゴヒクヨンタスサン＝

❽ ニタスハチヒクキュウタスロクヒクゴタスナナ＝

❾ ヨンヒクイチタスハチヒクニタスサンヒクロク＝

❿ ナナタスロクタスキュウヒクヨンタスゴヒクハチ＝

⓫ サンジュウニヒクジュウロクヒクロクタスニ＝

⓬ キュウタスハチタスジュウサンヒクジュウヨン＝

⓭ ナナジュウナナヒクヨンジュウナナヒクキュウヒクサン＝

⓮ ニジュウサンヒクジュウゴタスニヒクヨン＝

⓯ ジュウキュウタスサンヒクハチタスジュウナナ＝

⓰ ニジュウゴタスジュウゴヒクニジュウヒクジュウニ＝

解答　❶9 ❷8 ❸7 ❹5 ❺12 ❻8 ❼5 ❽9 ❾6 ❿15 ⓫12 ⓬16 ⓭18 ⓮6 ⓯31 ⓰8

漢字成り立ちクイズ②

実施日

月　日

漢字の成り立ちを表現した図が提示されています。元の姿・形から象形文字などを経て、現在の漢字になるまでの過程を4段階で表現しています。❶～❺を1分見て覚え、次のページの問題に答えてください。

ポイント! 頭の中で、元の姿・形から漢字に姿が変わるのを動画のようにイメージすると、記憶に定着しやすくなります。

❶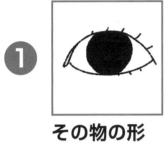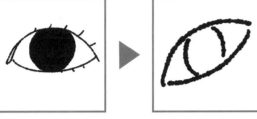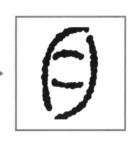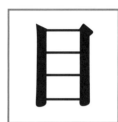

その物の形

❷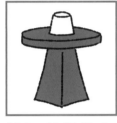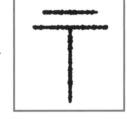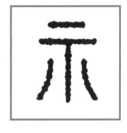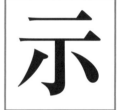

神にお供えをする台

❸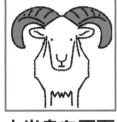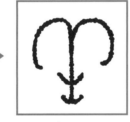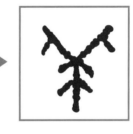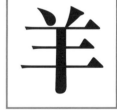

上半身を正面から見た形

❹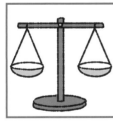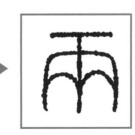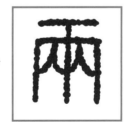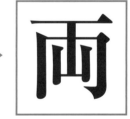

おもりが乗ったてんびん

❺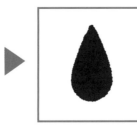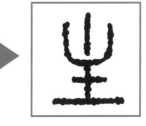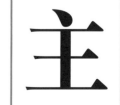

火のついたローソク

漢字成り立ちクイズ②

●問1～5には、前のページの❶～❺の図がシャッフルされ変化の過程の文字が2つ提示されています。左の「元の姿・形」のマスには下の㋐～㋔からイラストの記号を選んで記入し、右の「漢字」のマスには、出来上がる漢字を書いてください。

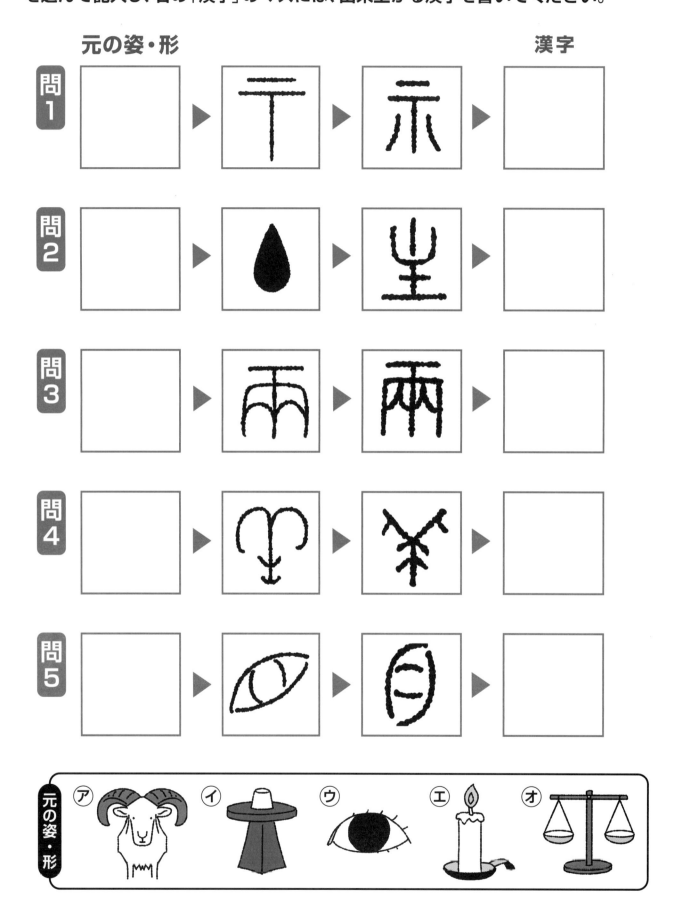

短期記憶力 チェックテスト ……2

実施日

月　日

9日間のトレーニングお疲れ様でした。ここでは、あなたの短期記憶力がどれだけ強化できたかを試すチェックテストを行います。❶❷❸の手順に沿って問題を解き、短期記憶ドリルの成果を確認しましょう。

❶ 下のイラストを1分よく見て覚えたら、次のページの問題に答えてください。

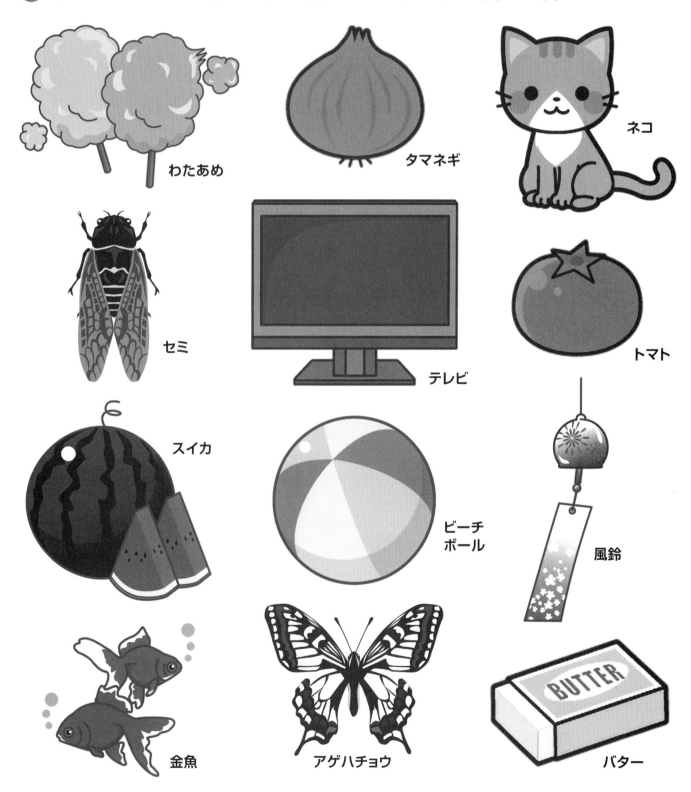

わたあめ

タマネギ

ネコ

セミ

テレビ

トマト

スイカ

ビーチボール

風鈴

金魚

アゲハチョウ

バター

❷ 簡単な計算問題と漢字の読み書きです。漢字には読みがなを、ひらがなには漢字を入れます。できるだけ早く1分以内にすべての問題に答えましょう。この問題の解答は下部にありますが、答え合わせは❸の問題を済ませてから行ってください。

① 啓 発 ▶ ⬚　　⑤ 8 ÷ 4 ▶ ⬚　　⑨ 9 ー 4 ▶ ⬚

② 1 ＋ 7 ▶ ⬚　　⑥ れきし ▶ ⬚　　⑩ 6 × 7 ▶ ⬚

③ 9 ー 5 ▶ ⬚　　⑦ 2 ＋ 5 ▶ ⬚　　⑪ 授 業 ▶ ⬚

④ ぶんがく ▶ ⬚　　⑧ 上 司 ▶ ⬚　　⑫ 英 語 ▶ ⬚

❸ ①で覚えた12個のイラストを思い出してその名前を書いてください。制限時間は3分です。(解答は順不同で可)

書き終えたら前ページのイラストを見て答え合わせをしましょう。
❸で正解した個数であなたの短期記憶力をチェックします。

1〜4個	**頑張りましょう！**
5〜10個	**順調に成果が出ています**
11〜12個	**すばらしい！**

❸の正答数

／**12**問

解答 ①けいはつ ②8 ③4 ④文学 ⑤2 ⑥歴史 ⑦7 ⑧じょうし ⑨5 ⑩42 ⑪じゅぎょう ⑫えいご

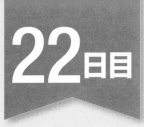

写真記憶クイズ②

下の写真を1分よく見て、できるだけ多くの情報を記憶してください。記憶し終わったら、次のジーの問題に進み、各問の正しい情報に○をつけましょう。

実施日

月　　日

ポイント!　ブロックに書かれているアルファベットや、ブロックの状態・数などを具体的な言葉にして覚えるのがコツです。

●下の写真を1分で覚えたら、次のジーの問題に答えてください。

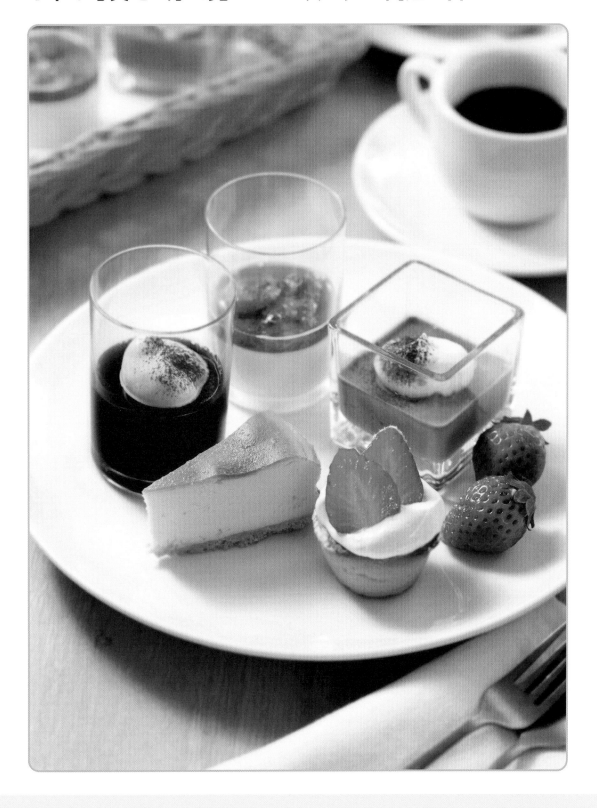

●前のページの写真を思い出しながら各問の正解を〇で囲みましょう。

❶ 皿にのっていたスイーツは 全部でいくつありましたか？（イチゴを除く）
（5個・6個・7個）

❷ 透明な容器に入ったスイーツはいくつありましたか？
（2個・3個・4個）

❸ 皿に直に置かれていたイチゴはいくつありましたか？
（1個・2個・3個）

❹ 次のうち、写真に写っていたものはどれですか？
（ナイフ・フォーク・トング）

❺ 白いクリームが乗ったスイーツは いくつありましたか？
（1個・2個・3個）

❻ 右上のコーヒーにミルクは入っていましたか？
（入っていた・入っていなかった）

解答　❶5個 ❷3個 ❸2個 ❹フォーク ❺3個 ❻入っていなかった

足し算ライン③

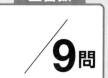

実施日

月　日

各問の表に並んだ数字について、Ⓐ〜Ⓗの矢印で示した縦・横・斜めの列に並ぶ3つの数字の合計が、問題に提示された数になる列はどれでしょうか。Ⓐ〜Ⓗの記号で答えてください。

ポイント！ 3ケタの足し算を素早くくり返しながら答えの列を探すことで、一時記憶を担う海馬のほか、前頭前野の活性化にも役立ちます。

❶ 合計が **15** になる列

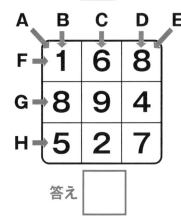

答え □

❷ 合計が **22** になる列

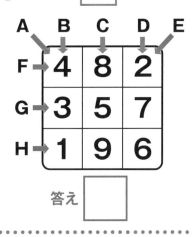

答え □

❸ 合計が **18** になる列

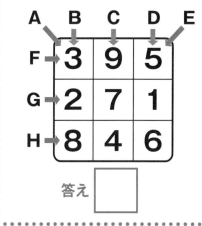

答え □

❹ 合計が **33** になる列

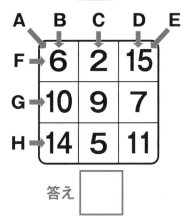

答え □

❺ 合計が **30** になる列

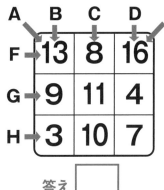

答え □

❻ 合計が **26** になる列

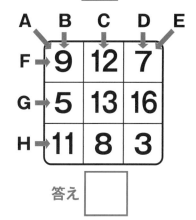

答え □

❼ 合計が **40** になる列

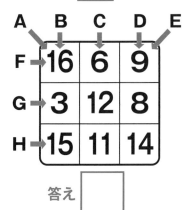

答え □

❽ 合計が **28** になる列

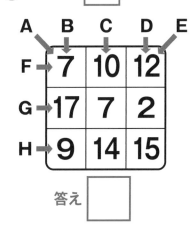

答え □

❾ 合計が **37** になる列

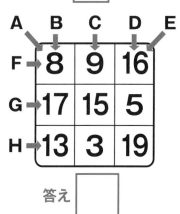

答え □

右隣にある数字を足した答えを、下の○に書き込んでいく逆ピラミッド計算のドリルです。一番下の○（太丸）の数字が各問の解答になります。

実施日

月　日

ポイント！ 単純計算をくり返すので、素早く解くことを意識しましょう。単純計算は、短期記憶力に関わる前頭前野の活性化に有効です。

問1
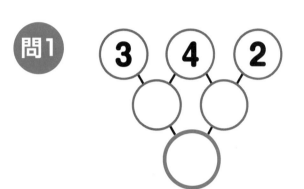

問2
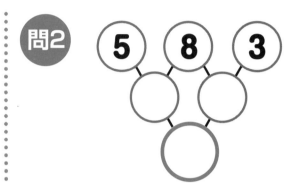

問3
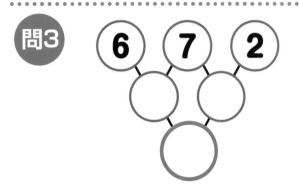

問4
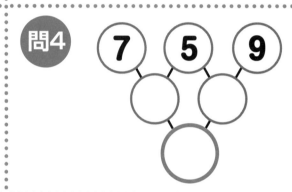

問5
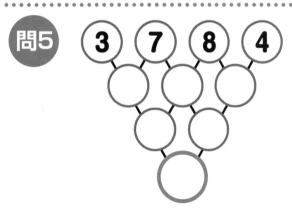

問6
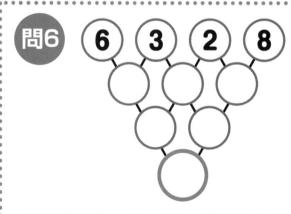

問7
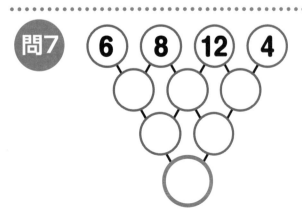

問8
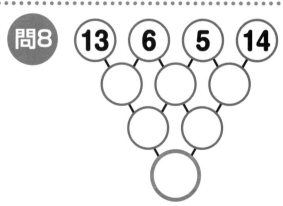

解答　問1 13　問2 24　問3 22　問4 26　問5 52　問6 29　問7 70　問8 60

各問、4〜7体の動物が整列しています。動物の列を1分見て順番を覚え、次のページで出題される問題の空欄にどの動物がいたかを答えてください。問1〜3は、別々に行いましょう。

各問1分で覚えましょう。

正答数 ／7問

実施日　月　日

ポイント！ 一度にすべて動物の名前を覚えるのではなく、前後で2つずつ、上下で3つずつなど、グループに分けると覚えやすくなります。

問1

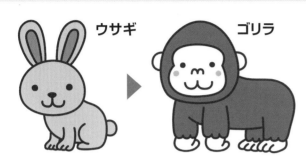 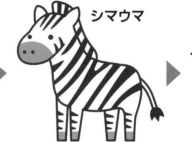 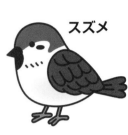

ウサギ → ゴリラ → シマウマ → スズメ

問2

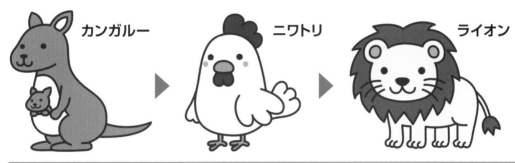

カンガルー → ニワトリ → ライオン

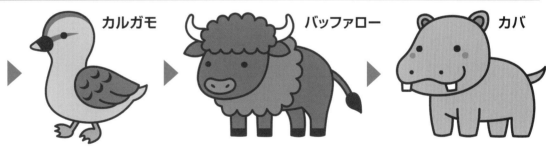

→ カルガモ → バッファロー → カバ

問3

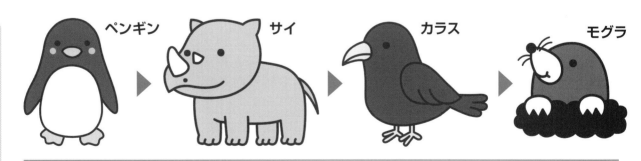

ペンギン → サイ → カラス → モグラ

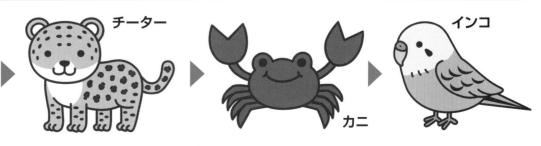

→ チーター → カニ → インコ

●前のページの問題で、空欄の位置にどの動物がいたかを思い出し、
解答欄に名前を書いてください。

問1

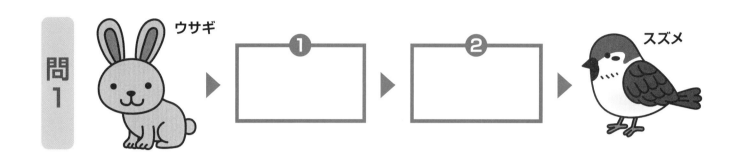

問2

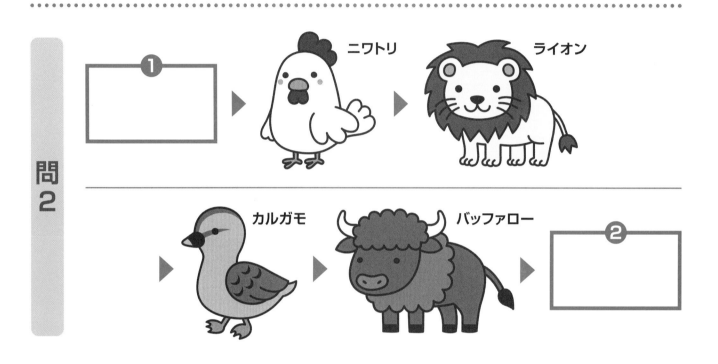

問3

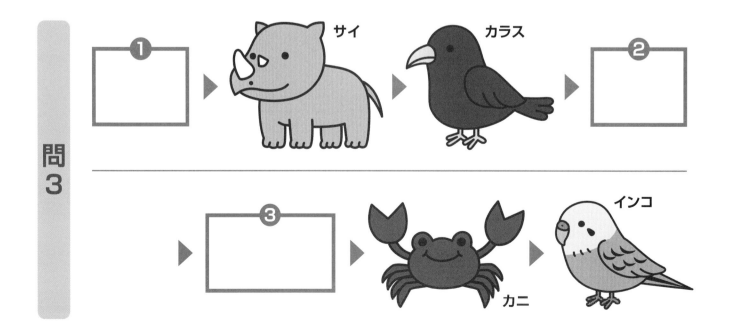

ないもの計算④

3つのボードからなる計算式があります。各ボードには0〜9の数字で1つだけ足りないものがあり、その数字で計算式を作って答えましょう。足りない数字をメモせず、各問を見るだけで解答します。

実施日

月　　日

ポイント! ボードにない数字を一時的に3つ記憶しておき、その3つの数字を頭の中で思い出しながら解く計算問題。短期記憶の強化になります。

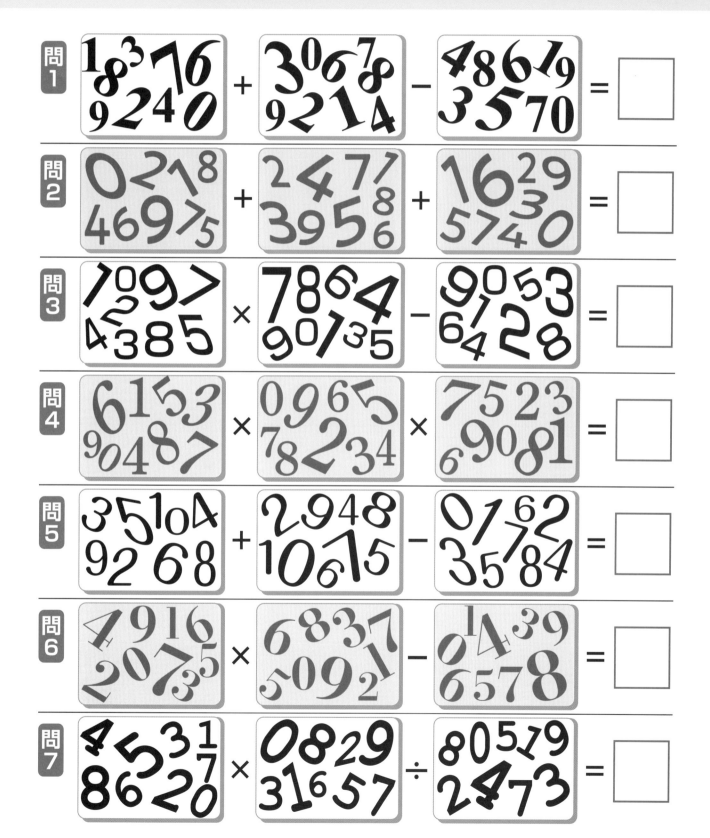

当てはめ計算式④

左の9つの数字を1回ずつすべて使い、右の計算式に当てはめ、解答が同じ数字になる3つの足し算を作ってください。数字の組み合わせが合っていれば、順番は異なっていてもかまいません。

ポイント！ どの数字を組み合わせれば解答の数字になるかを試行錯誤することで、脳の前頭前野が活性化し、短期記憶が強化されます。

実施日　　月　　日

問1

7	19	17
3	11	12
1	4	13

▷

☐ ＋ ☐ ＋ ☐ ＝ 29
☐ ＋ ☐ ＋ ☐ ＝ 29
☐ ＋ ☐ ＋ ☐ ＝ 29

問2

8	20	4
12	18	2
27	5	15

▷

☐ ＋ ☐ ＋ ☐ ＝ 37
☐ ＋ ☐ ＋ ☐ ＝ 37
☐ ＋ ☐ ＋ ☐ ＝ 37

問3

26	19	14
20	4	8
5	24	9

▷

☐ ＋ ☐ ＋ ☐ ＝ 43
☐ ＋ ☐ ＋ ☐ ＝ 43
☐ ＋ ☐ ＋ ☐ ＝ 43

問4

23	6	11
2	28	29
22	36	26

▷

☐ ＋ ☐ ＋ ☐ ＝ 61
☐ ＋ ☐ ＋ ☐ ＝ 61
☐ ＋ ☐ ＋ ☐ ＝ 61

解答　**問1** 1+11+17　4+12+13　3+7+19　**問2** 4+15+18　2+8+27　5+12+20　8+9+26　3+7+19　**問3** 4+19+20　5+14+24　11+22+28　**問4** 6+26+29　2+23+36

イラスト間違い探し③

下のイラストを1分間よく見て、できるだけ多くの情報を記憶してください。記憶し終わったら、次のページの問題に進み、異なっているところを3つ探しましょう。問1と問2は別々に解いてください。

各問1分で覚えましょう。

正答数

／6問

実施日

月　　日

ポイント！ 「正」のイラストを一時的に記憶した後、「誤」のイラストを見ます。難しい場合は表裏で「正」と「誤」のイラストを見比べてもOKです。

問1 下のイラストを1分で覚えたら、次のページの問題に答えてください。

正のイラスト

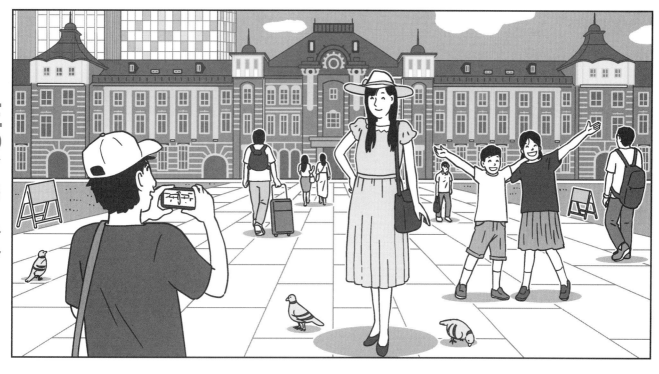

問2 下のイラストを1分で覚えたら、次のページの問題に答えてください。

正のイラスト

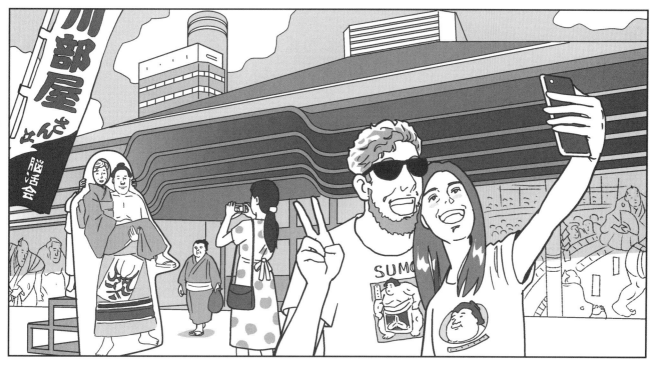

問1 前のページのイラストを思い出しながら、
異なる場所を3つ探して○で囲みましょう。

解答は71ページ

誤のイラスト

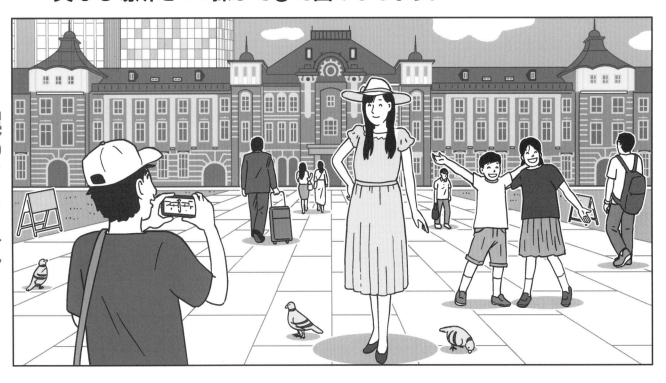

問2 前のページのイラストを思い出しながら、
異なる場所を3つ探して○で囲みましょう。

誤のイラスト

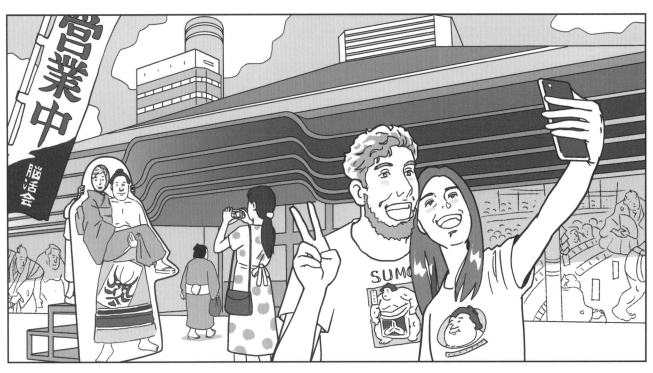

解答は71ページ

覚えて縦読みクイズ③

各問に提示されたⒶ～Ⓒ、あるいはⒶ～Ⓓの言葉を30秒見て覚え、次ページに進んで問題に提示された言葉の字と組み合わせて縦に読み、指定された言葉を探してください。問1と問2は別々に行います。

実施日

月　日

ポイント！ 各問の言葉をしっかり覚え、記憶を保持しながら問題を解くため、脳の短期記憶の中枢である海馬を刺激する効果が期待できます。

問1

右のⒶ～Ⓒの3つの言葉を30秒見て覚えたら、ページをめくってください。

Ⓐ　は　か　ま

Ⓑ　あ　ん　て　な

Ⓒ　た　い　さ　く

問2

右のⒶ～Ⓓの4つの言葉を30秒見て覚えたら、ページをめくってください。

Ⓐ　あ　ん　こ

Ⓑ　お　り　ひ　め

Ⓒ　し　は　い

Ⓓ　へ　ん　そ　う

問1

前ページで覚えたⒶ〜Ⓒの言葉を空欄に当てはめ、縦に読むと魚の名前が4つ出てきます。下の解答欄に書いてください。

解答

Ⓒ □□□□ らーめん

Ⓑ □□□□ じしゃく

Ⓐ □□□ あいず

問2

前ページで覚えたⒶ〜Ⓓの言葉を空欄に当てはめ、縦に読むと体の部位の名前が5つ出てきます。下の解答欄に書いてください。

解答

Ⓒ □□□ ばなな

Ⓐ □□□ しるし

Ⓓ □□□□ おもいで

Ⓑ □□□□ せんざい

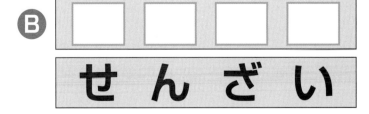

名所ガイドクイズ②

北海道の名所に関する文章を約1分で音読し、情報をできるだけ多く記憶してください。音読が終わったら、次のページの問題に進み、各問の正しい情報に○をつけてください。

実施日

月　日

ポイント! 音読で読み上げた大事な情報を、自分でしっかり押さえて覚えておき、必要に応じて思い出す、短期記憶力強化のトレーニングです。

●下の文章を約1分で音読したら、次のページの問題に答えてください。

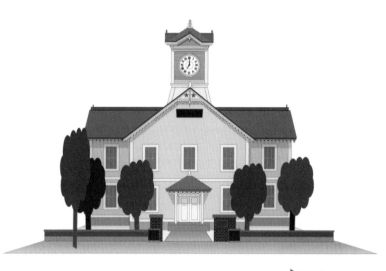

　北海道に行くなら、札幌観光は欠かせません。札幌市を象徴する観光スポットといえば、札幌市時計台。札幌市時計台は、正式名称を「旧札幌農学校演武場」といい、もとは農学校生徒の入学式や卒業式を行ったり兵式訓練をしたりする中央講堂として、クラーク博士の提言によって造られた建物です。国の重要文化財にも指定されていて、塔時計は1888年に札幌市の標準時計に設定されています。

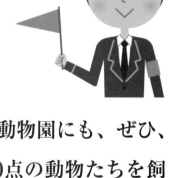

　また、北海道の最初の動物園として開園した円山動物園にも、ぜひ、足を運んでください。円山動物園では、約150種700点の動物たちを飼育していて、ガラス越しに動物を間近に見ることができます。水中トンネルからホッキョクグマが泳ぐ姿を見学できる「ホッキョクグマ館」や、アジアゾウ4頭が暮らす「ゾウ舎」も人気です。

「元祖さっぽろラーメン横丁」は、みそラーメンにこだわる17店舗が軒を並べる人気スポットです。店舗の多くは深夜営業もしているので、夜食に食べに行くのもおすすめです。

●前のページの文章の内容を思い出しながら各問の正解を○で囲みましょう。

❶ 札幌市時計台の正式名称は「旧札幌農学校〇〇〇」です。
〇〇〇に入るのは、次の内どれですか？

（演武場・演舞場・円舞場）

❷ 札幌市時計台が作られた目的のうち、
誤っているのはどれですか？

（農学校生徒の入学式や卒業式・

農学校生徒の兵式訓練・農学校生徒の運動会）

❸ 札幌市時計台の塔時計が、
札幌の標準時に設定されたのは、いつですか？

（1888年・1889年・1898年）

❹ 円山動物園にいる動物の種類と数として、
正しいのは次のうちどれですか？

（約150種600点・約150種700点・約180種500点）

❺ 円山動物園の説明として、次のうち誤っているのはどれですか？

（ガラス越しに動物を間近で見られる・

北海道で最初の動物園である・ツキノワグマ館が人気）

❻ 元祖さっぽろラーメン横丁にある店舗の数として、
正しいのは次のうちどれですか？

（15店舗・16店舗・17店舗）

【答え】❶演武場　❷農学校生徒の運動会　❸1888年　❹約150種700点　❺ツキノワグマ館が人気　❻17店舗

各問、ⒶⒷ2つの財布に入っているお金の金額を数え、どちらの財布に何円多く入っているか、あるいは少なく入っているかを答えてください。問1〜4はどちらが多いか、問5〜8は少ないかを答えます。

各問1分で解きましょう。

正答数

／**8**問

ポイント! 財布にある硬貨の合計金額を暗算で導き出すことで、記憶を一時的に保持する短期記憶が大いに鍛えられます。

実施日

月　日

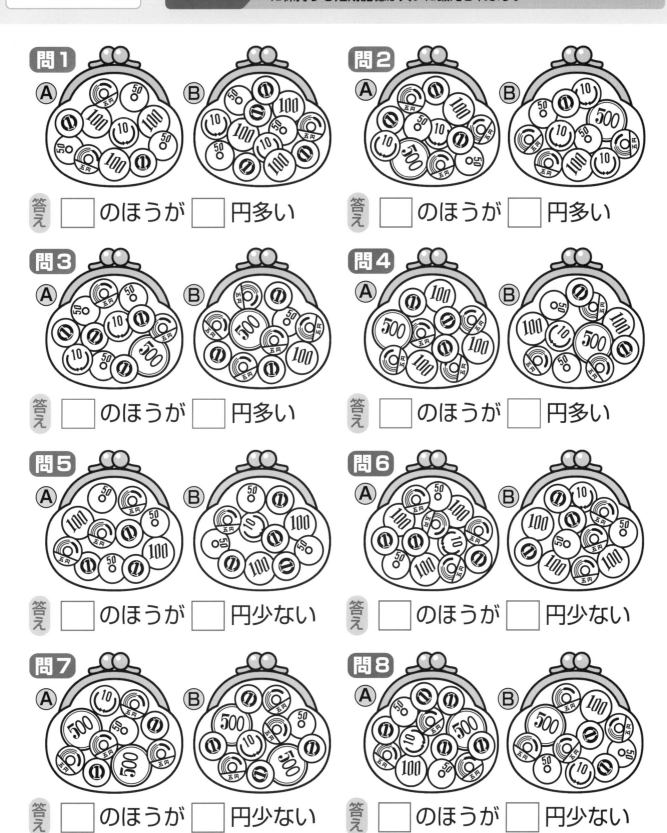

問1
答え □ のほうが □ 円多い

問2
答え □ のほうが □ 円多い

問3
答え □ のほうが □ 円多い

問4
答え □ のほうが □ 円多い

問5
答え □ のほうが □ 円少ない

問6
答え □ のほうが □ 円少ない

問7
答え □ のほうが □ 円少ない

問8
答え □ のほうが □ 円少ない

カタカナで書かれた❶〜⓰までの計算式を、頭の中で数字と＋・－の計算記号に置き換えて解答を導き出してください。数字は1ケタか2ケタです。メモをしないで、暗算で計算していきましょう。

ポイント！ 計算の途中で出た数字を頭の中にしっかり保持しながら、問題を読み進めていくことが、短期記憶の訓練にピッタリです。

❶ ゴタスイチタスサンヒクニヒクゴ＝

❷ ナナヒクニタスヨンヒクサンタスイチ＝

❸ ロクタスサンタスイチヒクハチタスヨン＝

❹ キュウヒクロクタスハチヒクニタスサン＝

❺ サンタスハチヒクヨンタスキュウヒクナナ＝

❻ ヨンヒクニヒクイチタスロクヒクゴタスサン＝

❼ イチタスハチヒクナナタスゴヒクヨンタスロク＝

❽ ハチヒクヨンタスロクヒクキュウタスニタスナナ＝

❾ ニタスナナタスサンヒクヨンタスゴヒクロク＝

❿ キュウヒクサンタスハチタスナナヒクニタスヨン＝

⓫ ジュウナナヒクナナヒクサンタスジュウナナ＝

⓬ ハチタスジュウサンタスキュウヒクジュウロク＝

⓭ ヨンジュウロクヒクヨンヒクニジュウイチヒクロク＝

⓮ ジュウハチタスジュウニヒクヨンタスナナ＝

⓯ ナナタスジュウキュウヒクハチタスニジュウナナ＝

⓰ ジュウニタスニジュウヨンヒクジュウハチタスジュウニ＝

漢字成り立ちクイズ③

漢字の成り立ちを表現した図が提示されています。元の姿・形から象形文字などを経て、現在の漢字になるまでの過程を4段階で表現しています。❶～❺を1分見て覚え、次のㇷ゚の問題に答えてください。

実施日

月　　日

ポイント! 頭の中で、元の姿・形から漢字に姿が変わるのを動画のようにイメージすると、記憶に定着しやすくなります。

❶ 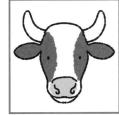 ▶ 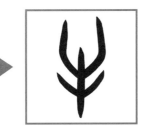 ▶ 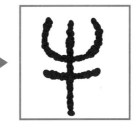 ▶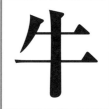

顔を正面から見た形

❷ 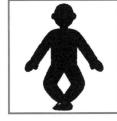 ▶ 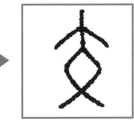 ▶ 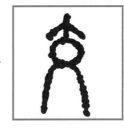 ▶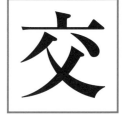

人がすねを組んだ姿

❸ 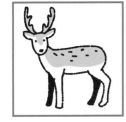 ▶ 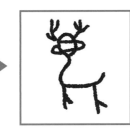 ▶ 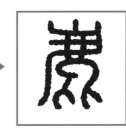 ▶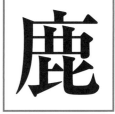

角があるオスの姿

❹ 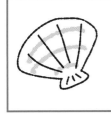 ▶ 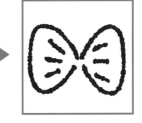 ▶ 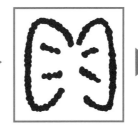 ▶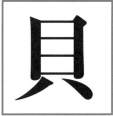

そのものの形

❺ 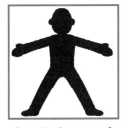 ▶ 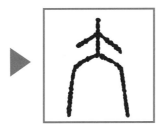 ▶ 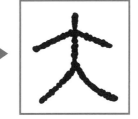 ▶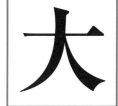

人が手足を広げた姿

●問1～5には、前のページの❶～❺の図がシャッフルされ変化の過程の文字が2つ提示されています。左の「元の姿・形」のマスには下の㋐～㋔からイラストの記号を選んで記入し、右の「漢字」のマスには、出来上がる漢字を書いてください。

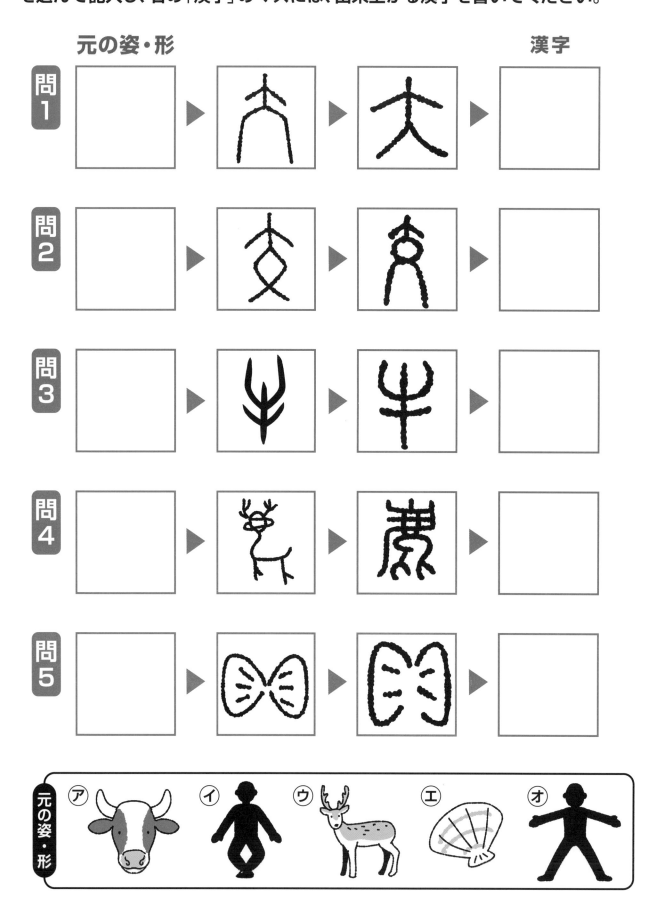

元の姿・形　　　　　　　　　　　　　　漢字

問1

問2

問3

問4

問5

元の姿・形　㋐　㋑　㋒　㋓　㋔

短期記憶力チェックテスト ……3

9日間のトレーニングお疲れ様でした。ここでは、あなたの短期記憶力がどれだけ強化できたかを試すチェックテストを行います。❶❷❸の手順に沿って問題を解き、短期記憶ドリルの成果を確認しましょう。

❶ 下のイラストを1分よく見て覚えたら、次のページの問題に答えてください。

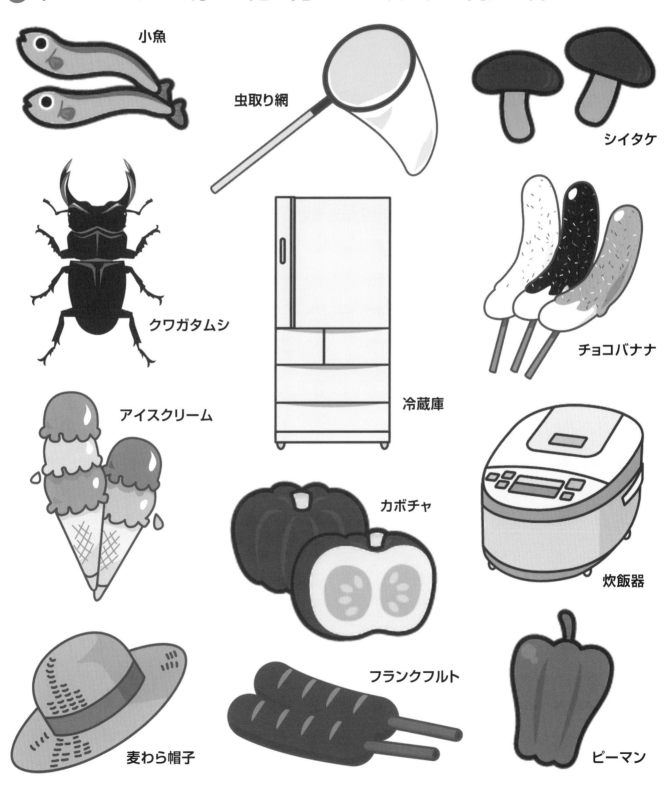

小魚

虫取り網

シイタケ

クワガタムシ

冷蔵庫

チョコバナナ

アイスクリーム

カボチャ

炊飯器

麦わら帽子

フランクフルト

ピーマン

② 簡単な計算問題と漢字の読み書きです。漢字には読みがなを、ひらがなには漢字を入れます。できるだけ早く1分以内にすべての問題に答えましょう。この問題の解答は下部にありますが、答え合わせは③の問題を済ませてから行ってください。

① $9 \div 9$ ▶	⑤ 5×2 ▶	⑨ 地 理 ▶
② しゅぎょう ▶	⑥ 平 等 ▶	⑩ 9×5 ▶
③ $6 - 2$ ▶	⑦ $8 \div 4$ ▶	⑪ どりょく ▶
④ 昇 進 ▶	⑧ 結 束 ▶	⑫ $8 \div 2$ ▶

③ ①で覚えた12個のイラストを思い出してその名前を書いてください。制限時間は3分です。（解答は順不同で可）

書き終えたら前のイラストを見て答え合わせをしましょう。
③で正解した個数であなたの短期記憶力をチェックします。

③の正答数

／**12**問

1～4個	**頑張りましょう！**
5～10個	**順調に成果が出ています**
11～12個	**すばらしい！**

70

イラスト間違い探しの 解 答

5日目（18ページ）

問1

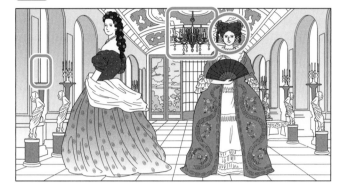

問2

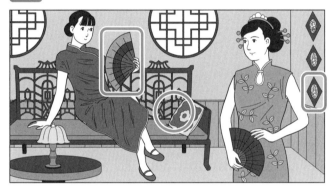

17日目（42ページ）

問1

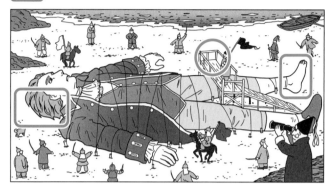

問2

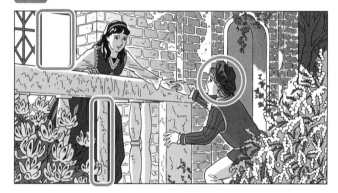

26日目（60ページ）

問1

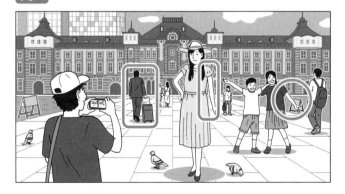

問2

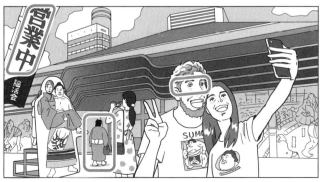

※印刷による汚れ・カスレ、色の誤差は
　間違いに含まれません

71

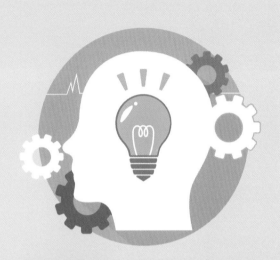

1分見るだけ！ 毎日脳活スペシャル
ついさっきを思い出せない人の
記憶力ドリル大全4

編集人　　　飯塚晃敏

編集　　　　株式会社わかさ出版　水城孝敬　原 涼夏

装丁　　　　下村成子

本文デザイン　カラーズ

問題作成　　前田達彦

写真協力　　PIXTA　Adobe Stock

発行人　　　山本周嗣

発行所　　　株式会社 文響社

　　　　　　ホームページ　https://bunkyosha.com

　　　　　　メール　info@bunkyosha.com

印刷　　　　株式会社 光邦

製本　　　　古宮製本株式会社

Ⓒ文響社 Printed in Japan